움직임에
중력을 더하라

움직임에
중력을 더하라

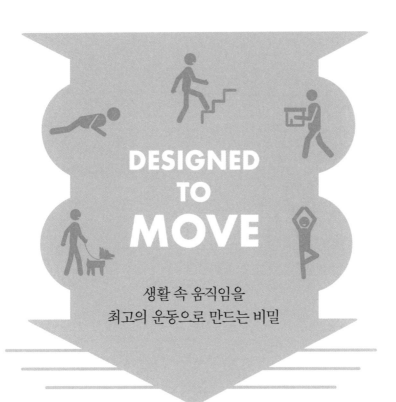

DESIGNED
TO
MOVE

조안 베르니코스 지음
윤혜영 옮김

생활 속 움직임을
최고의 운동으로 만드는 비밀

한문화

이 책을 영웅이자 우주비행사, 미국 상원의원,

그리고 그 무엇보다 아주 훌륭한 사람인

위대한 존 글렌 John Glenn께 바친다.

추천사

내 친한 친구이자 존경하는 동료이자 연구부서의 총 책임자였던 조안 베르니코스 박사는 굉장히 멋진 책《움직임에 중력을 더하라》를 통해 놀랄 만한 정보를 전달하며, 독자들에게 더욱 건강한 삶을 누릴 수 있게 하는 동기를 부여할 것이다. 나는 운 좋게도 조안 베르니코스 박사를 수십 년도 더 오래 알고 지냈다. 나사 에임스 연구 센터(NASA Ames Research Center)에서 실험 연구했던 초창기 시절로 거슬러 올라가보면, 당시에 나는 언젠가 우주 비행을 하겠다는 야망을 품고 에임스 연구 센터에서 열심히 공부하던 스탠퍼드 의대생이었다. 이때 조안 베르니코스 박사가 우주 비행 생명 과학 연구 프로그램을 총 감독했다. 나사에서 우주 프로그램을 진행한 초기 단계부터 조안 베르니코스 박사는 우주비행사가 무중력 상태인 우주에서 적응할 방법과 우주 비행을 하고 지구로 돌아와 지구 중력에 재적응할 방법을 발견하는 데 상징적 선구자 역할을 했다.

　나는 다섯 차례 우주 비행의 기회를 얻었고, 일곱 차례 우주의 무중력 상태에서 모험하듯 극적으로 우주 공간을 유영하였으며, 최근에 에베레스트 산 정상을 등반하는 등 아주 멋진 이력을 쌓았다. 회복력과 강도 높은 운동이 확실히 이런 멋진 이력을 쌓는 데 도움이 되긴 하지만, 그래도 우리는 양호한 건강의 과학적 개념을 재고해 볼 필요가 있다. 물론 심혈관과 근력 운동은 건강과 장수에도 중요한 역할을 하고, 나처럼 인생의 탐험을 나설 때도 극히 중요한 역할을 한다. 그렇다면 우리가 진정으로 건강한 삶을 누리기 위한 간단한 대책이 과연 있을까? 조안 베르니코스 박사는 과학적이지만 이해하기 쉬운 설명으로, 늘 신경 써서 몸을 자주 움직여야 한다고 거듭 강조한다.

이제 우리는 나이 들수록 얼마나 오래 사느냐보다, 얼마나 건강하고 행복하게 사느냐가 확실히 더 중요해졌다. 조안 베르니코스 박사는《움직임에 중력을 더하라》를 통해 우리에게 주로 앉아서 생활하는 방식에서 벗어나 몸을 자주 움직이며 활기를 북돋울 수 있도록 동기를 부여하고, 건강하고 행복한 삶을 누릴 수 있도록 해결책을 제시해준다. 또한 의학 서적에서 핵심을 끄집어내, 중력을 이용해 몸을 자주 움직이고 오랫동안 건강한 삶을 누릴 수 있는 강력한 방법을 보여준다.

누구든 그렇게 할 수 있다!

앞으로 건강한 삶을 기대하며,
의학박사 스콧 파라진스키Scott Parazynski

머리말

55년 동안 우주 비행을 연구하는 내내, 나는 우주비행사가 화성에서 어떻게 생활할 수 있을지에 관한 질문을 자주 받았다. 조상에게 물려받은 우리 유전자는 아주 먼 우주에서, 그리고 다른 행성에서 어떻게 적응할까? 이 질문은 여기 지구에서도 크게 다르지 않다. 우리 조상 유전자는 하루가 다르게 바뀌는 과학 기술 환경에서 어떻게 제대로 활동할 수 있을까?

나는 나사NASA에서 근무하면서 우주비행사들이 건강을 유지할 방법을 연구하는 데 몰두했다. 우주비행사들은 비행하는 동안 미세 중력 상태에서 생활하며 스스로 적응하려 애쓰고, 우주 환경에 반응하며 몸에서 느껴지는 변화를 직접 겪는다. 나사에서 진행한 연구 결과, 지구에서 생활하는 사람들에게 중력이 얼마나 중요한지가 예기치 못한 뜻밖의 단서들로 드러났다. 식물이 번성하려면 중력이 필요하고, 새와 벌이 방향을 읽으며 날아다니는 데도 마찬가지로 중력이 필요하지만, 우리 인간은 대체로 중력을 무시한다. 우리는 우리 주변에 늘 중력이 존재한다는 사실을 알고 있다. 하지만 중력이 그렇게 중요하다는 사실도 알고 있을까? 중력이 아주 중요하다고 언급한 의학 문헌은 아직 찾아볼 수 없다. 중력에 관해서 물어보면, 사람들 대부분은 중력을 중요하게 생각하지 않고 우리 몸을 아래로 끌어당기고 노화를 일으키는 적으로 생각한다. 그러나 중력 연구에만 몰두한 나는 중력이 우리와 가장 친한 친구라는 사실을 알게 되었다.

나는 2004년《중력과 노화의 관계: 중력을 이용해 노화를 바꾸다(The G-Connection: Harness Gravity and Reverse Aging)》와 2011년《움직이는 습관(Sitting Kills, Moving Heals)》를 집필하여 전 연령대의 청중들 앞에서 연설을 하는 동안 새로운 당면 과제가 생겼다. 그것은 과학 기술이 끊임없이 풍부하게 발전하는 현대 사회에서 수백만의 사람들이 더더욱 건강하고 행복하게 장수할 수 있도록 하기 위해서, 주로 앉아서 생활하는 습관이 건강에 아주 해롭다는 아주 값진 정보를 널리 알리는 것이다. 현대 과학 기술과 의학 기술이 발달한 덕분에 우리가 예전보다는 오래 살고 있다. 하지만 오래 산다고 해서 그만큼 건강하게 살고 있을까? 나는 이렇게 빠르게 변화하는 시대에 현대인들이 적응하고 건강하게 살아갈 수 있도록 하기 위해 새로운 당면 과제와 연구 자료를 바탕으로 내가 알고 있는 지식과 개념들을 현대인들에게 시급히 전해야 한다는 절박감을 느꼈다. 그래서《움직임에 중력을 더하라》에서는 현대인들이 주로 앉아서 생활하면서 발생하는 건강상 문제들을 효과적으로 해결할 방안을 제시하며, 전통적인 약, 식이요법, 운동 등과 다른 방식으로 내가 알고 있는 새로운 지식과 개념들을 간략하게 설명하고 있다.

2011년에 《움직이는 습관》을 집필한 이후로는 앉아 있는 생활 방식이 얼마나 건강에 위험한지에 관한 정보를 더 많이 발표했다. 이러한 정보는 주로 메타데이터 분석과 기존 역학 조사 통계 정보를 바탕으로 하여 주로 앉아서 생활하는 방식에서 발생한 현대적 질환 대부분과 연관되었다. 장시간 계속 앉아 있을수록 결국 건강에 나쁜 결과를 낳는다는 새로운 증거가 발견되면서 사회적인 우려감이 매우 높아졌다. 이에 반해 믿을 만한 조사 연구는 드물게 진행되는 추세이고, 앉아서 생활하기 때문에 발생하는 건강상 문제들을 효과적으로 해결하기 위한 방안들은 더더욱 찾아보기 힘들다. 하지만 나는 이런 사회적 문제가 근본적으로 거의 몸을 움직이지 않는 생활 방식에서 기인한다고 확신한다.

'움직임(Move)'은 아주 흥미로운 단어이다. 인간이 움직이지 않으면 당연히 사망했다고 볼 수 있다. 동사든, 명사든, 움직임을 나타내는 고대 언어는 생명으로 가득 차 있다. 이를테면 에너지와도 같다. 《옥스퍼드 영어사전(Oxford English Dictionary)》을 보면 고대 프랑스어 'mouvoir'와 라틴어 'movere'와도 관련된 움직임(Move)의 기원을 추적할 수 있다. 또한 단어마다 많은 의미를 내포한다. 15세기에는 움직임(Move)이 체스chess라는 단어와 관련되면서 가구를 옮기거나, 집을 이사하거나, 전략적으로 움직이는 활동에 연관되어 쓰였다. 또 좀 더 실질적으로 소화하거나 배변하거나 심장 박동수가 증가하는 활동 등에도 연관되어 쓰일 수 있다. 이에 더 나아가 찬미자나 책,

시 등에 깊이 감동하여 감정적으로 마음을 뒤흔든다는 표현을 할 때도 적용될 수 있다. 근본적으로 움직임(Move)을 정의하면, 내적이든, 외적이든, 감정적이든 '위치 변화'를 나타낸다.

이에 반해 '움직임이 없음(Movelessness)'은 가만히 앉아 있을 때를 규정한다. 이 표현은 최소한으로 움직이는 것도 포함한다. "이 남자는 움직이지 않는다."라는 말의 의미는 남자가 어떤 행동도 전혀 취하지 않고, 죽은 듯이 활기가 없거나 사망했다는 뜻이다. 따라서 온전히 위치가 변하도록 움직여야만이 근본적으로 살아 있다고 볼 수 있다. 다시 말해 내가 이 책에서 강조하는 내용은 요긴하게 몸을 자주 움직여서 평생 건강하고 활기 있는 삶을 누리자는 것이다.

《움직임에 중력을 더하라》는 평생 건강하고 행복한 삶을 누리고 싶은 사람들에게 장시간 앉아 있는 잘못된 생활 습관을 제대로 바꿀 수 있는 해결 방안을 제공하기 위한 책이다. 나는 모든 사람들이 더더욱 건강하고 삶의 질을 향상할 수 있도록 나사에서 진행한 최신 연구 결과와 과학계에서 널리 받아들이고 있는 정보를 바탕으로, 이 책을 썼다. 우주비행사들이 언젠가 화성에서 탐험하며 잘 살 수 있는 최상의 방법을 찾으려고 애쓰면서, 동시에 우리가 지구에서 평생 건강하게 잘 살 수 있는 방법도 찾으면 어떨까? 《움직임에 중력을 더하라》, 바로 이 책을 보면 누구든 지구에서 평생 건강하게 사는 방법을 알 수 있게 될 것이다.

2부 몸을 자주 움직여야 건강한 삶을 누린다

DESIGNED
TO
MOVE

1부

우주비행사,
노화 그리고
앉아 있기

1장

중력을 이용해
몸 움직이기

현대 사회가 진보할수록 주로 앉아서 생활하는 시간이 길어졌다. 이런 자연스럽고 어쩔 수 없는 변화를 '노화'라 한다. 그런데 노화를 당연하게 받아들일 필요는 없다. 누구나 유전적으로 특정 질병에 취약할 수 있으나, 노화를 얼마나 건강하게 바꿀지는 자신에게 달려 있다. 아기가 태어나서 가장 먼저 몇 달에서 몇 년에 걸쳐 움직이는 법을 배우듯이 이제 우리는 중력 안에서 생활하는 법을 제대로 배워야 한다. 이 책에서 제시한 정보를 완전히 터득하면 성인도 중력 안에서 생활하는 법을 다시 학습할 수 있다. 중력은 우리에게 친구 이상이자 생명선과 같다.

1964년, 나는 미국 항공우주국(NASA, National Aeronautics and Space Administration)에서 박사 후 연구원으로 근무했다. 나사에서 내

직무는 우주비행사가 우주 비행 시작부터 비행을 마치고 지구로 되돌아오기까지 임무를 수행하는 동안 고된 생활에 대처할 방법과 우주 비행 전, 우주 비행 중, 우주 비행 후의 스트레스 호르몬 변화에 관한 연구를 돕는 일이었다. 1961년 인류 최초로 소련 우주비행사 유리 가가린Yuri Gagarin의 우주 비행 성공에 자극받은 존 F. 케네디John F. Kennedy 미국 대통령이 10년 이내에 달 탐사를 성공시키겠다는 공약을 공표한 지 3년이 지난 해였다. 나는 높이 평가받는 의과대학에서 박사학위를 받았는데도 우주 비행이 인체에 얼마나 영향을 줄지 전혀 몰랐다. 그것은 다른 모든 과학자도 마찬가지였다. 하지만 다행히 의학 연구를 하는 동안 각종 건강 질환 환자들이 다양하게 겪는 스트레스를 측정하며 스트레스 연구 경험은 많이 쌓았다. 특히 좀 더 새롭고 나은 방식을 개발하여 호르몬이 스트레스에 반응하는 정도를 측정하고 뇌가 이런 반응에 얼마나 관여하는지 발견하며 스트레스 연구에 몰입했다. 한 가지 분명한 사실은 당시 나사와 다른 모든 과학자들이 우주 로켓을 성공적으로 쏘아 올려야만 한다는 것이었다. 이에 캘리포니아 에임스 연구 센터(Ames Research Center)에서 가장 먼저 나사 연구팀을 형성한 5명의 과학자들이 경험 많은 스트레스 연구원을 한 명 더 포함해 팀을 구성해야 한다고 판단했고, 결국 내가 이 연구팀에 합류하게 되었다.

이렇게 해서 제미니Gemini 7호 우주비행사 프랭크 보먼Frank Borman 과 짐 러벨Jim Lovell이 역사상 처음 14일 장기 우주 비행에 성공한

1965년 당시, 이 우주비행사들에게서 얻은 의학 샘플에서 우주 비행 전, 우주 비행 중, 우주 비행 후의 스트레스 호르몬 자료를 내 손에 넣게 되었다. 이전 우주 비행 연구와 마찬가지로 우리는 우주 비행 전과 14일 간 우주 비행 후에 코르티솔 같은 스트레스 호르몬이 상당히 증가하는 현상을 발견했으나, 우주 비행 중일 때 우주비행사들의 스트레스 호르몬을 매일 측정할 기회는 이번이 처음이었다.

스트레스 호르몬 측정 결과에 나는 깜짝 놀랄 수밖에 없었다. 이를테면 우주 비행 중일 때에는 스트레스 호르몬이 증가하지 않고 감소했는데, 지구 정상 수준보다 훨씬 낮은 수준으로 감소했다. 어느 정도 측정 오류가 있을 가능성을 두고 고심했으나, 최소한 우주비행사들은* 지구에서 생활할 때보다 중력 없이 우주에서 생활할 때가 오히려 스트레스를 덜 받는다는 결론을 내렸다. 그야말로 비현실적인 연구 결과였다.**

이런 예상치 못한 결과 때문에 나사에서의 직무를 잃고 싶지 않았으므로, 나는 우주 비행을 연구할 다른 분야를 재빨리 찾아야 했다. 특히 우주 비행 중에 지구 중력의 약 100만분의 1 정도인 미세 중력 상태에서 생활하는 우주비행사들을 살피다보니, 문득 이렇게 감소

---

* 원래 우주비행사 7명은 베트남이나 한국에서 활동한 적이 있었고, 열성적으로 우주 비행을 완수한 매우 엄선된 그룹이었다.

** 뒤이어 계속된 우주 비행 연구 결과들은 1965년의 연구 결과와 부분적으로 상반되어 나타나기도 한다.

한 중력 환경에서 겪는 생리적 변화를 연구할 좋은 기회라는 생각이 들었다. 터무니없게 보일 수 있지만, 이전에 스트레스를 연구한 적이 있었으므로 감소한 중력 자체가 스트레스 조건인지 아닌지를 파악했다. 일단 중력에 중점을 두고서 중력이 정상 생리학에 어떤 영향을 미치는지를 연구하기로 했다. 나도 대부분 사람과 마찬가지로 아이작 뉴턴Isaac Newton이 떨어지는 사과를 보고 발견했다는 중력을 학교에서 배웠다. 그리고 우리가 지면에서 떨어져 공중으로 떠다니지 않도록 중력은 늘 우리 주변에 존재한다고 생각했다. 하지만 제미니 7호 우주비행사들을 상대로 실험 연구한 결과를 확인하고 나서야 누구나 당연하게만 여겼던 중력을 새로운 방식으로 바라보게 되었다.

/ 미세 중력의 신비 /

우주 프로그램 발전이 주요 뉴스 헤드라인을 장식하고 대중을 매료시키면서, 물리학자부터 심리학자까지 모든 사람이 미세 중력 상태에서 발생할 거라 예상하는 이론들을 끊임없이 잇따라 발표했다. 과학적 신빙성이 부여된 이론들은 우주비행사가 틀림없이 비활동 상태에 있을 거라는 가설에 근거를 두고 어떤 운동이든 중력을 이용하지 않으면 효력이 없을 것으로 추정했다. 따라서 나사 프로그램은

이 전제에 집중되었다.

저항 운동의 필요성을 추정하기 위해, 수년 간 점점 더 정교해진 우주선에는 러닝머신, 자전거 에르고미터, 스트레칭 밴드 등 다양한 운동 장비와 우주에서 작용하도록 특별 제작된 복잡하고 값비싼 저항 운동 장치들이 장착되었다. 러시아 우주비행사들은 러닝머신에서 하루에 4시간 동안 운동했다고 하고, 우주 항공사나 우주비행사들이 거의 하루 종일 러닝머신에서 운동했다는 연구 보고서가 있다. 1996년, 미국 우주비행사 섀년 루치오Shannon Lucid도 러시아의 미르 우주 정거장(space station Mir)에서 179일을 머무는 동안 러닝머신에서 운동을 했다고 들었다. 2006년에 러닝머신에서 마라톤을 완주하기로 계획했던 국제 우주 정거장(ISS, International Space Station) 탐험대 14번 우주비행사 수니타 윌리엄스Sunita Williams도 그랬듯이, 섀년 루치오는 건강이 비교적 양호한 상태로 돌아왔다. 동료들과 사이가 틀어진 한 러시아 우주비행사는 동료들과 교류하지 않으려고 거의 하루 종일 러닝머신에서 운동을 했다고 하는데, 이 말은 다른 동료들은 러닝머신에서 운동할 수 없었다는 의미이기도 하다.

흥미로운 사실은 끊임없이 운동하든, 짧은 시간 간격으로 운동하든, 하루 종일 운동한 우주비행사들은 하루에 2~4시간 정도 바짝 운동한 우주비행사들보다 훨씬 더 건강한 상태에서 지구로 돌아온 듯했다. 이와 마찬가지로 우주 비행 중에 우주선 밖으로 나와 선외 활동을 해야 하는 우주인들도 이런 훈련으로 생리적 혜택을 보았다.

이들은 위성을 발사하든, 수리하든, 힘겨운 상황에서 특수 우주복을 입은 채로 거의 하루 종일 열심히 일해야 했다. 하지만 연구 조사 결과, 이런 작업은 주로 상체와 관련되어 있어 다리와 하부 척추의 건강상 유익은 없었다. 따라서 일반적으로 무엇보다 비활동 상태를 피해야만 우주에서 양호한 건강 상태를 유지할 수 있다는 결론을 내렸다. 미세 중력 환경에서도 비활동 상태를 피하는 것이 중요할 수는 있으나, 아직 명백한 결론은 아니었다.

나는 나사에서 근무하던 초창기에 첫 번째 논문 〈나사 우주생물의학 연구계획〉을 쓰라는 요청을 받았고, 그 논문을 1968년에 발표했다. 당시에는 우리에게 연구할 자료가 거의 없었다. 그래서 수성 탐사선과 초기 제미니 7호 우주비행사, 소련 우주비행사들이 한 말을 근거로 메스꺼움과 간혹 올라오는 구토가 우주 비행 중에 처음 경험하는 증상이며, 이런 증상이 4일까지 지속될 수 있다는 사실을 알게 되었다. 또한 우주비행사들은 혈중 혈장량의 10% 정도까지 손실될 수 있어 탈수 증세를 겪기도 했다. 이런 사실들은 우주비행사 피트 콘라드Pete Conrad가 '닭다리'라고 표현해서 유명해진 눈에 띄게 비쩍 마른 다리와 서 있으면 현기증이 날 정도로 체중이 줄어든 상태로 우주비행사들이 귀환하면서 드러났다. 하지만 일단 지구로 돌아오면, 혈중 혈장량 손실은 아주 빠르게 회복되었다.

1966년 어느 토요일 아침, 나는 〈나사 우주생물의학 연구계획〉 논문을 준비하면서 스탠퍼드 대학 동료 몇 명에게 자유로운 토론으로 창조적인 아이디어를 끌어내는 브레인스토밍 회의에 참석해달라고 부탁했다. 그 토론회의 목적은 실제로 내가 아는 정보가 거의 없었으므로 제미니 7호 우주비행사의 스트레스 호르몬 자료에서 얻을 수 있는 정보들을 스탠퍼드 대학 동료들과 함께 공유하며, 그들이 어떤 의견을 제안할지 파악하는 것이었다. 수면 연구의 선구자 빌 디멘트Bill Dement, 성행동 연구의 선도자 줄리안 데이비슨Julian Davidson, 자아상을 연구하고 위아래가 없는 환경을 우주비행사들이 어떻게 느낄지 판독하는 심리학자 프레드 멜지스Fred Melges, 나처럼 행동과 스트레스 분야를 전문적으로 연구하는 긱 레빈Gig Levine으로 팀을 구성했다. 나는 그날 브레인스토밍 회의에서 스탠퍼드 대학 동료들과 함께 창조적인 의견을 나누며 지구 중력과 인간의 특별한 상관관계를 전혀 다른 관점에서 바라보게 되었다. 훌륭한 동료들이 제안한 의견 덕분에 인간과 관련하여 우주에서 주요한 힘인 중력이 지구에서 자극의 원인을 제공한다는 사실을 깨달았다. 따라서 우리가 중력을 제대로 이용하지 않는다면, 우리는 중력이 거의 없는 우주에서 사는 편이 훨씬 더 나을 것이다.

중력은 인간과 더불어 모든 사물을 지구 중심을 향해 아래로 끌어당기는 대체로 고정된 단방향 힘이다. 우리가 생각하는 이런 중력의 자극은 무게를 규정하거나 활동 중에 근육을 작용하는 등 물리적인 현상으로 간주할 수 있다. 하지만 중력이 주로 손바닥, 발바닥, 엉덩이 등 우리 몸 전체의 감각기관과 내이의 전정계를 자극하면, 우리는 활동 중에 중력을 감지하여 이동 방향과 가속도를 느끼게 된다. 우주비행사들은 우주선의 속도, 고도, 자세, 위치 등 항법 정보를 측정하는 항법 장치가 우주선에 장착되어 있지 않으면, 급회전할 때 몸을 좌석에 고정하여 '중력'을 감지하면서 '가까스로' 우주선을 조종한다고 말한다.

중력은 또한 즐거움의 가장 큰 원천이기도 하다. 이 개념을 깨닫는 정도는 스트레스든, 중력이든, 전기적 자극이든, 자기적 자극이든, 열 자극이든, 통증 자극이든 간에 우리가 이런 반응을 어떻게 감지하느냐에 따라 달라질 것이다. 사실 우주 개발 경쟁 초기에 디즈니는 1955년 〈우주인(Man in Space)〉이라는 단편 영화를 제작하여 극장과 텔레비전에서 상영하면서, 디즈니랜드 놀이공원의 투모로우랜드 '달로 향하는 로켓(Rocket to the Moon)' 놀이기구를 제작했다. 보이지 않지만 자동으로 조정된 좌석에 앉은 놀이기구 탑승객들은 '로켓이 발사'되면서 중력이 증가하는 듯한 느낌을 받고, 뒤이어 지구 궤도를 벗어나면서 '무중력 상태'인 듯한 느낌을 받았다. 실제로 나사의 초기 제미니 7호 우주비행사들은 일촉즉발의 전쟁 상황 속에서 살아남는 기쁨에 견줄 만큼, 우주 비행 중에 무중력 상태의 느낌을 받았을 때 환상적인 기쁨으로 가득 찼을 것이다. 심장병 전문의이자 우주비행사인 드류 개프니Drew Gaffney 박사는 1991년 우주 왕복선 SLS-2가 발사될 당시 우주복을 입은 채로 좌석에 단단히 묶여 있었는데도 우주 비행 중에 처음으로 '무중력 상태에서 짜릿한 느낌'을 받았다며 그 순간을 회상했다.

/ 우주, 노화, 나이 든 우주비행사 /

1962년 2월 10일 내가 나사에서 근무하기 약 2년 전, 우주비행사 존 글렌John Glenn은 미국 우주 비행 사상 최초로 지구 궤도를 비행하고 귀환한 우주인이 됐다. 그로부터 35년 후인 1997년 어느 날, 한눈에 알아볼 정도로 유명한 글렌 상원의원이 워싱턴 D.C.에 있는 나사 본부 사무실로 찾아왔다. 글렌은 다시 장기 우주 비행을 원했으나, 케네디 대통령에게 거절당했다고 말했다. 케네디 대통령이 거절한 이유는 근본적으로 글렌이 우주 비행 중에 사고가 나거나 실패한다면 국가적 영웅을 잃어 정치에도 영향을 미칠 수 있다고 판단했기 때문이었다.

글렌은 현재 나사의 생명과학 연구부서 총 책임자인 내 앞에서 자신의 사례를 떠올리며 노화를 지구에서 학습할 수도 있으나, 우주를 비행하는 나이 든 우주비행사들을 연구하면서 노화를 학습하는 것이 과학적으로 보다 가치가 있을 수 있다고 주장했다. 당시 시점까지 우주 비행을 했던 가장 나이 많은 우주비행사는 1996년 발사된 컬럼비아 우주왕복선을 조종한 61세 스토리 머스그레이브Story Musgrave였다. 또한 77세인 정치가 글렌 자신도 상원 고령화위원회

(Senate Committee on Aging)의 위원장을 맡고 있었다. 글렌은 근육 약화, 골밀도 손실, 조정력 부족, 느린 반응 시간 등 노화 문제에 관한 여러 가지 증언을 들으며 노화의 심각성을 더욱 이해하게 되었다. 사실은 우주 비행 중에 자신이 직접 체험했으므로, 노화에 관련된 신체 변화 증상들 모두가 너무나 친숙하게 들렸다. 그래서 글렌은 내가 연구하며 작성했던 소논문[1] 〈우주 비행과 노화 과정의 유사성 (Space and Aging : Parallel Processes)〉을 참조하며 좀 더 많은 정보를 알아내려고 노력했다. 지금껏 내가 만났던 정치인들 대부분은 보좌관들에게 전해들은 정보에만 의존했는데, 그런 대다수 정치인과 달리 글렌은 우주 비행과 노화의 조건에 관한 자료들을 자신이 직접 찾아서 읽고 내용을 파악했다.

나는 글렌이 다시 우주 비행을 할 가치가 있을지 판단하려고 한참을 고심했다. 하지만 글렌이 주시했던 '우주 비행과 노화 과정의 유사성'과 '우주 비행과 노화의 조건'을 비교해서 연구하다보니, 결국 '우주 비행과 노화 과정의 유사성'과 '우주 비행과 노화의 조건'이 내용상 현저히 다르다는 생각이 들었다. 그래서 국립 고령화 연구소(National Institute on Aging) 소장과 연구원들, 지역사회 과학자들과 함께 이 문제를 상의했다. 결과적으로 글렌이 다시 우주 비행을 하지 말아야 할 이유는 없어 보였다. 우주 비행 중에 나이 든 글렌의 생리적 반응이 다른 젊은 우주비행사 6명과 다르다면, 지금 대부분 "내가 그럴 거라고 했잖아. 도대체 뭘 기대했어?"라고 말했을 것이다. 하지만 나이보다 건강이 결정적 요인이라고 판단했으므로, 우주 비행 중에 글렌의 생리적 반응은 다른 젊은 우주비행사 6명과 다를 바가 없을 것이었다. 따라서 우리는 글렌의 탁월한 신체 조건을 고려해 78세의 고령임에도 불구하고 글렌의 우주 비행을 권유했다. 결국 글렌이 탑승한 디스커버리Discovery 우주왕복선은 1998년 11월에 발사되어 9일 간 미션을 수행했다. 그야말로 놀라운 역사적 사건이었다. 나이 든 우주비행사가 우주 비행에 필요한 특수 기술을 갖추고 있다면, 실제로 나이가 많더라도 우주 비행을 할 수 있고 우주 비행을 하도록 허용해야 한다는 사실을 깨닫는 데, 글렌 상원의원이 기준을 세운 셈이다.

우리는 우주 비행 전에 글렌의 건강상태가 양호하다는 소식을 들었으나, 당연히 모든 과학자들은 글렌이 특정 상황에서 얼마나 잘 지낼지 몹시 궁금했다. 다행히도 우주 비행 중에 글렌의 생리적 반응은 다른 젊은 우주비행사 6명 가운데 5명과 동일했다. 반면에 35세 젊은 우주비행사 한 명이 의외로 잘 지내지 못했다. 그 상황을 지켜본 나는 "그럴 수 있어."라는 말밖에 할 수 없었다. 우리는 글렌의 건강 상태가 어느 정도 걱정스러웠으나, 지구로 돌아온 후로 글렌은 정상 상태로 건강을 회복했다. 확실히 우주 비행을 결정하는 주요인은 나이가 아니라 다시 우주 비행하겠다는 글렌의 결심, 건강 상태, 회복력, 건강한 노화로 인식되는 신체적 특성이었다.

/ 누워 있는 자세와 중력 결핍 실험 /

나사에서 근무하던 초창기에 첫 번째로 〈나사 우주생물의학 연구계획〉 논문을 작성할 때부터 글렌 상원의원이 다시 우주 비행을 하는 역사적 사건이 일어날 때까지 그 많은 시간이 흐르는 동안, 나는 미세 중력 상태에서 어떻게 건강을 유지할 수 있을지 해결 방안을 끊임없이 탐구하고 있었다. 우주 비행을 마치고 지구로 돌아온 우주비행사들을 근거로 판단한 결과, 미세 중력 환경에서 비활동 상태를 피해야만 건강을 유지할 수 있다는 결과는 극히 일부에 불과했으므로 나머지 부분들을 더 연구해야 했다.

하지만 나사에서는 어떻게 연구를 설계하고 자료를 모을 수 있을지 특히 내부적으로 많은 제약이 따르므로, 제대로 연구하기가 말처럼 쉽지 않았다. 마음 같아서는 우주 비행 중에 운동하는 우주비행사들과 운동하지 않는 우주비행사들을 나누어 실험 연구를 하고 싶기도 있다. 하지만 윤리적인 이유로 이런 실험 연구는 불가능했다. 우리는 우주비행사가 미세 중력 상태에서 가장 중요한 운동을 하지 않으면 건강에 얼마나 악영향을 미칠지, 우주비행사의 건강 상태 변화 과정을 끊임없이 추적 관찰해야 한다고 판단했다. 실험 연구 대상자로서 우주 비행 중에 비활동 상태를 유지해야 하는 우주비행사는 받아들이기 힘들 정도로 건강이 악화될 것이다. 따라서 50년 전부터 오늘날까지 우주 비행 중에 지속적으로 꾸준히 보고된 건강 상태 변화 자료들은 규정된 방식이든, 자기 주도적 방식이든 간에 어떤 형태로든 운동한 우주비행사들에 따라 결과가 달라졌다.

그렇다면 운동하는 우주비행사와 운동하지 않는 우주비행사 간에 중력 결핍 효과를 어떻게 비교할 수 있을까? 머리까지를 몸통으로 보는 관점에서 연구하다보니, 나는 지구상에서 우리가 누워 있을 때 머리 아래쪽에서 끌어당기는 중력이 감소한다면 어떤 상황이 벌어질지 궁금했다. 이런 궁금증을 해결하기 위해 지원자들을 대상으로 며칠 동안 계속 침대에 누워 있는 실험을 하며 연구에 몰두했다.

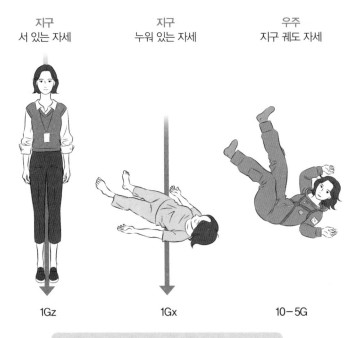

그림 1. 인체와 관련된 중력(Gz 또는 Gx)의 크기와 방향

에임스 연구 센터의 신진대사 전문가 존 그린리프John Greenleaf 박사는 텍사스 여자대학교의 영양학자 폴린 비어리 맥Pauline Beery-Mack 박사가 우리들 몇 명을 초청한 자리에서 이런 누워 있는 기법을 적용했다. 1970년대 중반, 우주 비행을 마치고 지구로 돌아온 우주비행사들이 우주에서 지구로 돌아올 때 침대에서 발을 40cm 정도 위로 들어 올리고 누워 있으면 깊은 잠을 잘 잤다고 언급한 후에 러시아 과학자들이 누워 있는 자세, 특히 머리를 6도 아래로 기울여 누워 있는 자세(HDBR, head-down bed rest)를 실험 연구했다는 사실을 나는 알고 있었다. 그런데 이상하게도 우주 비행에서 돌아온 후 우주비행사들은 수평 침대에서 자면 발이 미끄러 떨어지는 느낌이 들어서 깊이 잠들지 못했다.

이런 현상은 과학자들에게 효과적인 연구 정보를 제공해주었다. 나에게도 마찬가지였다. 나는 누워 있는 기법을 소개하며, 이 기법에서 우주 비행 중에 중력 없이 생활하는 우주비행사들과 유사한 변화들이 실제로 이루어졌다는 사실을 알게 되었다. 머리를 6도 아래로 기울여 누워 있는 자세는 우주 비행 효과를 연구하는 데에 근본적으로 가장 좋은 모델이 되었다.

중력 결핍 효과를 모의 실험한 다음에는 논리적 단계에서 회복 가능성을 연구해야 했다. 우주 비행 중이던 우주비행사들이 우주에서 지구로 돌아오거나, 머리를 6도 아래로 기울여 누워 있던 실험 연구 대상자들이 각자 침대에서 일어난 후에 노화에서 '회복'되는지, 아니면 반대로 회복되지 않는지 여부는 쉽게 관찰할 수 있다. 그렇다면 우리가 노화하면서 경험하는 변화들은 생활 연령이 아니라 생활 방식 때문이라는 연구도 쉽게 진행할 수 있을까? 나는 1986년(2)에 해럴드 샌들러Hal Sandler와 함께 집필한 책《비활동 상태의 생리 기능 (Inactivity: Its Physiology)》에 이와 관련된 개념을 미리 정리해두었고, 그 후 2004년(3)에 쓴《중력과 노화의 관계(The G-Connection: Harness Gravity and Reverse Aging)》에 중력을 이용해서 노화를 바꿔놓는 내용을 담았다.

우리는 그동안 중력을 연구하면서 중력이 노화 과정과 노화 방식에 적극적으로 영향을 줄 수 있다고 판단하며 중력을 완전히 다른 관점에서 바라보게 되었다. 이른바 상원 고령화위원회의 위원장을 맡은 글렌 상원의원을 통해 노화를 학습했듯이 노화와 관련된 변화들은 생활 방식 변화에 따라 신체적이고 정신적으로 악화하는 비율이 늦춰지거나 심지어 정반대로 조정되어 개선될 수 있다.

/ 중력 결핍 현상 /

우주비행사들을 근거로 누워 있는 자세를 연구한 결과, 우리는 상당히 중대한 사실을 발견했다. 한편으로 우주 비행 중 미세 중력 상태에서 생활하는 건강상 위험성과 다른 한편으로 노화를 동반하는 만성 질환 사이에는 예상치 못한 의학적 연관성이 있었다. 하지만 왜 우주 비행 중에서와 마찬가지로 누워 있는 자세에서도 중력이 감소하는 변화가 유사하게 일어날까? 2000년 당시, 나는 세계보건기구(WHO)에서 노화부장을 맡고 있는 알렉산더 칼라치Alexandre Kalachi 박사와 함께 노화 전문 위원회에 참석하게 되었다. 알렉산더 칼라치 박사는 노화 과정에서 건강과 생리 기능이 어떻게 변화하는지 모두가 이해할 수 있도록 도표를 보여주었다.

우주 비행 중에 중력이 거의 0에 가까운 미세 중력 상태에서 그에 맞게 생활하는 우주비행사들의 생리적 변화나, 침대에 계속 누워 있거나 장시간 앉아서 생활하는 건강한 사람들의 생리적 변화는 노인들의 생리적 변화와 유사했다. 이런 상황들을 살펴보면, 지구와 우주에서 중력을 무시해도 될 정도로 아주 조금만 이용했을 때 두 군데 모두 노화 과정이 가속하고 노화 변화가 일어났다.

지구에서든 우주에서든 이런 변화들은 어떤 형태로든 중력 결핍 현상을 보이는 공통점이 있다. 예를 들어 우주에서는 중력이 거의 0에 가깝고, 지구에서는 계속 중력에 둘러싸여 있지만 습관적으로 장시간 앉아 있거나 움직이지 않으면서 중력을 아주 적게 이용하면 인체에서 느끼는 중력이 감소하고, 누워 있으면 인체에 영향을 미치는 중력이 더욱 감소한다.

Gz 감소	인체에서 느끼고 인체에 영향을 미치는 Gz 감소	Gz 이용 감소
우주		
	신생아	
	물에 몸을 담금	
	누워 있는 자세와 머리를 아래로 기울여 누워 있는 자세	
	질병	
	상처	
	수술	
	척추 손상	
	선천성 결함이 있는 어린이	
		앉아 있는 자세
		노화

표 1. 중력 결핍 증후군. 인체가 이용하거나 인체에 영향을 미치는 중력이 감소한 중력 결핍 현상이 공통적으로 일으키는 변화 상황 (Gz은 우리가 서 있을 때 머리끝에서 발끝까지 경험하는 중력의 크기와 방향을 말한다.)

중력 결핍 효과에 관한 예가 하나 더 있다. 지구상에서 위험을 감지하거나 실제 위험한 상황을 자연스럽게 피할 수 있는 생존 감각 반응은 신체적으로 즉각 반응하려는 준비상태에서 신경과 근육이 재빨리 반응할 수 있는 능력에 따라 달라진다. 이런 준비 상태는 지속적이고 반복적으로 중력을 이용하는 동작에서만 이루어진다. 우주 왕복선 스카이랩Skylab을 조종하며 임무를 수행한 우주비행사들을 대상으로 판단한 결과, 우주 비행 중에는 중력이 거의 0에 가까워 신체 반응성을 최상으로 유지하기가 부적절했다. 다시 말해서 중력 결핍이 신체 반응성을 최상으로 유지하는 시간을 감소시킨다.

중력 결핍을 초래할 수 있는 다른 조건으로는, 질병이 더욱 악화하고 회복이 지연되어서 제대로 걷지 못하고 병상에 장시간 누워 있는 경우, 수술을 받아서 움직이기 어려운 경우, 뇌성 마비 같은 선천적 뇌 손상이 발생하여 중력에 정상적으로 반응할 수 있는 능력이 떨어진 경우, 척추가 손상되어 인체에서 중력을 느낄 수 있는 감각 능력이 떨어진 경우 등이 있다. 표2에는 주요한 중력 결핍 조건이 자세히 나타나 있다.

결과적으로 중력이 결핍되면 나타나는 몇 가지 분명한 사실은 지구력이 저하되고, 근육과 뼈가 약해지고, 균형감각과 조정력이 떨어지고, 허리와 엉덩이 부위에 통증이 발생하고, 밤에 소변을 자주 보게 되어 수면 시간이 부족해지고, 혈압조절 장애가 발생하며, 체내 면역력이 떨어져서 전염병에 쉽게 걸릴 수 있다.

표2에서는 우주비행사가 우주 비행 중에 미세 중력 상태에서 생활하거나 머리를 6도 아래로 기울여 누워 있는 경우와 우리가 지구상에서 노화하며 발생하는 변화를 비교해서 보여준다. 이런 변화는 중력 결핍 상태에서 발생하는 변화와 유사할 것이다.

우주 미세 중력 상태에서 생활하거나 머리를 아래로 기울여 누워 있는 경우	지구상에서 노화하는 경우
혈장량이 7~180일에 10~20% 감소	혈장량이 10년마다 0.5~1% 감소
유산소 능력이 4~180일에 10~20% 감소	유산소 능력이 10년마다 10% 감소
심장에서 뿜어내는 혈액량 감소 심장박동량 감소	심장에서 뿜어내는 혈액량 감소 심장박동량 감소
심장 근육량이 1% 감소 심근증(알려지지 않음)	심장 근육량이 1년에 1% 감소 멍 자국
압력 반사 민감도 감소	압력 반사 민감도 감소
동맥경직	동맥경직
혈관 내 내피 손상과 산화질소 생성 억제	혈관 내 내피 손상과 산화질소 생성 억제
뇌 혈류 저하/대뇌 산소 공급 감소	뇌 혈류 저하/대뇌 산소 공급 감소
우주 비행 후나 머리를 6도 아래로 기울여 누워 있는 자세에서 기립 저혈압 증가	서 있는 자세에서 기립 저혈압 증가
다리/척추 근육량이 한 달에 1% 감소	근육량이 1년에 1% 감소
근육 단백질 합성이 몇 시간 내에 감소	근육 단백질 합성 감소
인슐린 민감도 감소	인슐린 민감도 감소/당뇨병 전증/당뇨병
비례 근력 감소	비례 근력 감소
축 늘어진 근육	축 늘어진 근육
힘/폭발력 감소	힘/폭발력 감소
느린 이동과 반응시간	느린 이동과 반응시간

우주 미세 중력 상태에서 생활하거나 머리를 아래로 기울여 누워 있는 경우	지구상에서 노화하는 경우
근육을 대신하여 체지방 증가	근육을 대신하여 체지방 증가
머리를 6도 아래로 기울여 누워 있는 자세에서 간에 침투하는 체지방 증가	간에 침투하는 체지방 증가
신체 골밀도가 한 달에 5%까지 감소 다리와 척추에서 칼슘 손실/골다공증	골밀도가 1년에 1% 감소 다리, 척추, 손목에서 칼슘 손실
골절/신장 결석 위험	골절/신장 결석 위험
콜라겐 감소/관절 통증	콜라겐 감소/관절 통증
비타민 D3 감소	비타민 D3 감소
성장 호르몬 감소 운동에 대한 성장 호르몬 감소	성장 호르몬 감소 운동에 대한 성장 호르몬 감소
테스토스테론 감소	테스토스테론 감소
피부의 내피 손상과 산화질소 생성 억제	피부의 내피 손상과 산화질소 생성 억제
말단 소립과 말단소체복원효소 감소	말단 소립과 말단소체복원효소 감소
수면 부족 누적	수면 부족 누적
24시간 주기의 생체 리듬 장애	24시간 주기의 생체 리듬 장애
뇌 수축/알려지지 않음	뇌 수축
위 운동성 감소/소화관 통과 시간/흡수	위 운동성 감소/소화관 통과 시간/흡수
우주 비행 후 여성 우주비행사의 요실금 가능성	요실금
조정력 부족	조정력 부족/낙하

우주 미세 중력 상태에서 생활하거나 머리를 아래로 기울여 누워 있는 경우	지구상에서 노화하는 경우
식욕 감소/청각 손실/미각 손실	식욕 감소/청각 손실/미각 손실
시력 장애	시력 장애
염증과 산화성 스트레스 증가	염증과 산화성 스트레스 증가
면역 억제	면역 억제
바이러스 재활성화 체외에서 박테리아 성장 촉진	바이러스 재활성화/감염에 대한 민감도
체외에서 항생 물질에 대한 내성	항생 물질에 대한 내성
상처 치유 속도 저하	상처 치유 속도 저하

표 2. 우주 비행 중에 미세 중력 상태에서 생활하거나 머리를 6도 아래로 기울여 누워 있는 경우와 지구상에서 노화하는 경우의 생리적 변화 비교. [(출처: 2016년 스프링거 Springer 출판사의 《우주 생리학 백과사전(Encyclopedia of Bioastronautics)》)]

우주 비행 중에 미세 중력 상태에서 생활하는 우주비행사들을 매일 지속적으로 연구하는 동안 더 많은 공통 질환들을 발견했다.

우주 비행을 마치고 지구로 돌아온 우주비행사들은 착륙한 후에 지구에서 중력을 이용해 건강을 회복할 방법을 다시 익혀야 한다. 표2를 보면 알 수 있듯이, 계속 누워 있는 실험 연구 지원자든, 질병이 악화되었거나 수술한 환자든, 심지어 며칠 간 독감을 앓고 나서 다시 일어나 활동하려는 사람이든, 장시간 누워 있는 사람들 역시 우주비행사들과 마찬가지로 중력을 이용해 건강을 회복할 방법을 다시 익혀야 한다. 자궁 내 무중력 상태에서 갓 태어난 아기도 지구상에서 잘 적응하며 성장 발달할 수 있도록 하기 위해 무엇보다 먼저 중력을 이용해 지구상의 중력 속에서 움직이는 방법을 학습해야 한다. 또한 어린이들도 아주 건강하게 성장하려면 중력을 최대한으로 이용해야 한다.

우리는 지구상에서 중력에 둘러싸여 있으나, 우리 스스로 중력을 유용하게 이용하지 못하면 중력 결핍을 경험할 수도 있다. 우주 비행 중에 미세 중력 상태에서 생활하는 우주비행사, 자궁 내 무중력 상태에서 태어난 아기, 장시간 누워 있는 사람, 습관적으로 앉아 있는 사람들 등은 중력 결핍 상태에서 정도는 다르지만 특성상 같은 질환과 장애를 겪는다. 이를테면 아기는 중력에 적응할 때까지 고개를 들거나 걸을 수 없다. 또한 우주 비행 중에 미세 중력 상태에서 생활하는 우주비행사와 마찬가지로 병원에서 병상에 장시간 누워 있는 환자, 요양원에서 거의 누워 있거나 주로 앉아서 생활하는 노인들도 정도는 다르지만 특성상 같은 질환과 장애를 겪는다.

우주 비행 중에 미세 중력 상태에서 생활하는 우주비행사와 장시간 누워 있는 실험 연구 지원자들은 중력 결핍과 관련하여 아주 똑같은 상황을 겪는다. 2주 간 우주 비행을 하고 지구로 돌아온 우주비행사와 한 달 정도 누워 있다가 일어난 실험 연구 지원자들은 일단 중력 결핍에서 벗어나면 정상으로 회복된다. 나사에서 우리는 우주

비행사들이 우주 비행을 마치고 지구로 돌아와 다시 중력을 이용하여 활동하면, 우주 비행 중에 겪었던 변화를 모두 원상태로 되돌릴 수 있다는 사실을 알게 되었다. 하지만 우주 비행이 장기화될수록 우주 비행 중에 겪었던 변화들은 매우 더디게 회복된다. 예를 들어 우주비행사가 최대 1년 간 장기 우주 비행한다면, 노화 말기 단계와 같은 생리적 변화들이 되돌릴 수 없을 정도로 발생하여 이런 변화들이 모두 언제 원상태로 되돌아올지 정확히 알 수 없을뿐더러, 원상태로 되돌아올 수 있을지 없을지도 정확히 파악할 수 없을 것이다. 아직은 거의 0에 가까운 미세 중력 상태에서 쇠약해진 건강을 효과적으로 회복하지 못하고 계속 더 악화할 것으로 추정하고 있다. 따라서 어떻게 해야 건강을 정상으로 회복할 수 있을지 방법을 파악하는 것이 중요하다. 우리 연구팀은 노화 변화 상태를 정상으로 회복하거나 최소한 노화 속도를 늦추려면 주로 앉아서 생활하는 습관과 생활방식을 바꿔야 한다고 생각한다.

알렉산더 칼라치 박사는 생리적 발달이 최고조에 달하는 20세부터 노화에 접어들면서 건강력이 서서히 악화되고, 80세 정도가 되면 골절과 질병이 발생하여 신체적으로 쇠약해지며 자립심이 떨어질 정도로 정신적으로도 약해져 사망할 위험률이 증가하는 위험지대에 들게 된다고 말했다. 우리는 우주 비행 중에 미세 중력 상태에서 생활하는 우주비행사와 중력을 충분히 이용하지 않고 장시간 누워 있는 실험 연구 대상자들 모두 노화 변화가 유사하게 가속하고 있다고 파악하고 있다. 흔히 중장년층이 주로 앉아서 생활하면 이 역시 노화를 가속화시킨다는 인식이 몇 년 전부터 점점 더 증가하는 추세이다. 이런 사실들을 근거로 판단한 결과, 지나치게 오래 앉아 있을수록 노화 변화가 급속도로 가속하여 생각보다 훨씬 더 빨리 위험지대에 들어갈 가능성이 높았다. 요즘 들어 소아 당뇨병이나 뇌졸중 같은 대사성 질환과 심혈관 질환의 발생 정도가 가속하는 양상을 보이는데, 이는 평균적으로 위험지대에 들어간 80세보다 훨씬 적은 젊은 나이부터 주로 앉아서 생활하는 습관이 증가하고 있기 때문이다. 그렇다면 분명한 사실은 80세 이상이 되어서까지 건강하고 활동적으로 생활하는 사람들이, 지금껏 중력을 누구보다 더 자주 더 많이 이용해 신체적으로나 인지적으로 활발히 활동하며 건강하게 살아온 것이다. 이는 다시 말해 앉아 있던 자세에서 일어설 때 중력을 이용하듯이, 일상에서 기본적으로 중력과 관련된 활동량을 더욱 많이 늘려 스스로 건강에 유익한 습관을 들여야 한다는 의미이다.

우주 비행을 마치고 지구로 돌아온 우주비행사와 마찬가지로 우리도 중력을 이용해 활동하는 법을 익혀야 한다. 결과적으로 지구에서는 자주 일어서서 활동하면 나이에 상관없이 그동안 지나칠 정도로 장시간 앉아 있던 습관을 확실히 바꿀 수 있다. 우리는 활동할 때마다 중력을 효과적으로 이용할 수밖에 없다. 병상에 장시간 누워있는 환자가 중력을 이용해 건강을 회복할 방법을 처음부터 기본적으로 학습하듯이, 아기도 중력을 이용해 서서 걷는 법을 배운다. 우

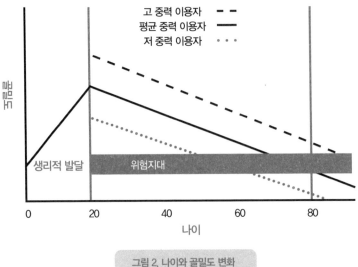

그림 2. 나이와 골밀도 변화

리는 중력을 이용해 무게와 이동 방향과 가속도를 느끼고, 근육 운동을 조정하여 균형 있게 자세를 바꾼다. 이렇듯 매일, 하루 종일 중력을 효과적으로 이용해 자주 자세를 바꾸고 몸을 움직여 활동해야 한다. 우주 비행 중에 미세 중력 상태에서 생활하는 우주비행사들은 이런 활동을 못하지만, 지구에서 생활하는 우리는 중력을 충분히 유익하게 이용할 수 있다. 다만 기본적으로 자주 움직이는 생활습관을 들일 수 있는 방안을 마련하는 것이 시급하다. 이 책이 그런 방안을 마련할 수 있도록 도와줄 것이다.

2장

오래 앉아 있어서
생기는 문제들

인간의 평균 수명은 100년 전보다 25세 정도 더 늘었다. 당시에는 평균 수명이 55세였으나 현재는 82세다. 그렇다고 해서 그만큼 더 건강하게 살고 있지는 않다.

심장 질환, 암, 당뇨병 등 각종 질병으로 인한 사망률은 감소했으나, 이런 질병의 발병률은 대체로 증가했다. 또한 현재 질병을 앓고 사는 사람들이 예전보다 갈수록 더 많아지고 있다. 이런 질병을 앓고 사는 성인의 수는 지난 10년 만에 9%에서 30%로 증가했다. 게다가 평균적으로 비만인 사람들이 늘어나는 추세다. 이를테면 20세에서 74세까지의 비만율은 1980년에서 2010년 사이에 25%에서 35%로 증가했다. 비만은 각종 만성 질환을 일으키는 주요 위험 요인이다. 예를 들어 한 통계 조사에 따르면 우리 가운데 절반 정도가 가끔 목이나 등에 통증을 느낀다고 보고하고 있다. 더불어 정신적 건강도 악화하고 있다. 미국에서는 우울증과 불안증에 시달리는 사람들이 지난 반세기 동안 꾸준히 증가해왔다.

이 기간에 생활방식도 달라졌다. 우리는 집에서든 직장에서든 너무 오래 앉아 있다. 산업 기술이 창조적으로 발전하면서 삶은 더욱 더 편해졌다. 하지만 장시간 앉아 있는 시간이 매우 증가할수록 건강에 악영향을 미치고, 이에 따른 고통마저 심해졌다. 2016년 세계 보건 기구에서 후원한 국제 연구의 선두주자 울프 에클런드Ulf Ekelund 박사는 현재 '활동하지 않는 시간이 증가해' 전 세계적으로 질병 치료에 드는 의료비가 675억 달러 정도 되고, 일 년에 500만 명이 생명을 잃는다고 경고한다.(4)

/ 언제부터 그렇게 오래 앉아 있었지? /

우리는 체내에 같은 유전자를 갖고 있지만, 생활방식은 지구상에서 인간이 처음 걷기 시작할 때부터 끊임없이 변해왔다. 초기에 인간은 가족이 편히 머물 수 있도록 도구를 이용해 집을 짓고, 물고기를 잡고 사냥하며 식량을 마련하는 등 주로 생존을 위한 삶에 집중했다. 그리고 당시에는 앉을 때도 땅바닥에서 책상다리를 하고 앉거나, 무릎을 꿇고 앉거나, 쪼그리고 앉았다. 거의 16세기가 되어서야 고대 이집트와 그리스, 로마에서 평상시에 긴 의자나 등받이와 팔걸이가 없는 일인용 의자를 처음으로 사용해 앉았다. 몇몇 의자들은 나무 중에서도 고급 재료인 흑단 나무로 만들거나 커다란 대리석을 깎아서 만들었고, 대개 금박을 입혀 화려하게 장식했다. 이런 의자는 부나 권력이나 명성을 상징했다. 따라서 통치자가 앉는 왕좌로 이용되거나, 종교적 목적으로 가톨릭 성당에서 추기경이나 주교가 예식 때 앉는 주교좌('단상에서 앉는다'는 뜻인 그리스어 'Kathedra'에서 비롯됨)로 이용되었다. 또한 신하나 노예들이 가로지른 막대 위로 떠받드는 의자는 귀족을 운송하는 용도로 이용되었다. 지금도 여전히 의자는 권위와 특권의 상징으로 광범위하게 이용되고 있다. 예전에는 의자 다리 길이가 짧아서 의자가 낮은 편이었으나, 현대에는 의자 다리 길이가 점점 더 길어지고 의자가 높아져 굳이 몸을 많이 낮출 필요 없이 조금만 낮춰 앉게 되었다. 17세기에는 서구 사회 곳곳에 의자가 흔해졌다. 1818년에는 미국 가구 제조업체 대표 램버트 히치콕 Lambert Hitchcock이 조립용 의자 부품을 제작해서 '대중을 위한 의자'를 생산하여 운송하기 시작했다. 하지만 이때까지도 후진국에서는 여전히 쪼그리고 앉는 방식을 더 선호하고 있었다.

일본인들은 흔히 쪼그려 앉거나 무릎을 꿇고 앉으며, 일본인 대부분이 아직도 침대 대신 마루방에 까는 일본식 돗자리인 다다미에서 잠을 잔다. 이런 생활방식으로 인해 하루에도 여러 번 바닥에서 일어나야 하므로, 일본인들은 건강을 유지할 수 있다. 20세기 초에 오키나와 사람들은 브라질로 이주하게 되었다. 그리하여 이주한 집에서 의자에 앉거나 침대에서 잠을 자는 등 서양식 편의 시설을 이용하며 새로운 식습관을 들였다. 오키나와 사람들 10만 명을 대상으로 연구 조사한 자료에 따르면, 체내에 같은 유전자를 갖고 있지만 브라질로 이주한 사람들은 그대로 오키나와에 머무르고 있는 일가친척들보다 예상 수명이 17세 정도 단축됐다. 오키나와에서도 미군 부대 주변에서 거주하고 패스트푸드를 자주 섭취하며 자란 50세 미만인 사람들은 기본적으로 현재 일본에서 비만, 심장질환, 심지어 조기 사망으로 이어질 확률이 가장 높다. 의자와 침대 등 서양식 편의 시설 사용이 일본에서 폭주하면서 당뇨병 발병률이 전염병적인 수준으로 상승했다.

한 가지 분명한 사실은 일본 사람들이 바닥에서 쪼그리고 앉거나 무릎을 꿇고 앉는 생활습관을 어느 정도로 들이냐에 따라 신체적 예상 수명이 달라질 수 있다는 것이다.

/ 앉아서 요람에서 무덤까지 /

1·2차 세계 대전과 20세기 중반 '우주 개발 경쟁'을 끌어올리고 기계와 가전제품 발명 등 산업 기술이 창조적으로 발전하면서, 우리는 '삶이 더욱더 편해졌다.' 하지만 이런 기계 장치들을 사용할수록 이전에 해오던 건강한 활동들 대부분이 차츰 줄어들게 되었다. 직장

에 다니는 여성들은 이런 기계장치 덕분에 집안일을 더욱더 쉽고 빠르게 처리할 수 있게 되었다. 진공청소기가 있으니 예전에 할머니와 할아버지들처럼 매일 먼지를 털며 청소할 필요가 없었다. 또한 식품을 저장할 수 있는 냉장고와 냉동고가 있으니 상하기 쉬운 식품을 매일 사러 가지 않아도 되었다. 게다가 이제는 저녁 식사로 미리 조리해서 포장된 식품을 먹거나, 집에서 피자를 배달해 먹기도 한다. 우리는 피자를 얼마나 자주 배달해 먹는가? 또 우리가 해왔던 힘든 빨래를 세탁기가 대신하고, 세탁물을 하나하나 널어 말려야 했던 번거로운 일을 건조기가 대신하고 있다. 심지어 이제는 미적인 면을 고려하여 빨랫줄에 세탁물을 밖에다 널어 말리지 못하도록 법으로 금한 지역이 많아졌다.

한때는 소수만이 자동차를 사고 운전기사까지 고용하는 특권을 누렸으나, 이제는 거의 모든 사람이 자동차를 살 수 있고 탈 수 있어서 대체로 예전보다 덜 걷는다. 그리고 휴대용 통신 제품들이 개발되면서 전화를 받으려고 일어날 필요가 없고, 가정용 오락 기계 장치가 활성화되어 TV 채널을 바꾸려고 일어나지 않아도 되므로 앉아 있는 시간이 더더욱 길어졌다. 이를테면 가만히 앉아서 원하는 순간에 TV 채널을 바로 바꿀 수 있다. 예전에는 극장에 가서 영화를 봤으나, 지금은 디지털 비디오디스크(DVD)나 인터넷으로 영화를 본다. 또한 예전에는 편지를 써서 우편으로 직접 보냈으나, 지금은 e메일이나 휴대전화로 문자 메시지를 전송한다. 전자제품은 늘 우리 손안에 있고, 새로운 프로그램은 인터넷에 있으며, 식료품이나 다른 생활필수품은 집에서 배달받을 수 있다. 그렇다. 기술과 산업이 놀랄 만큼 기적적으로 발전하고 있다.

하지만 이런 모든 통신 장치 때문에 우리는 혼자 외롭게 지낸다. 게다가 사람과 사람이 일대일로 만나서 대화하는 일이 줄어들었다. 그러다보면 누구나 우울해질 수도 있다. 그래서 심지어 국가에서 '혼자 외롭게 사는 사람'을 보살펴주는 제도를 마련하는 중이기도 하다. 마치 〈007〉 영화에 등장한 어떤 악당이 우리를 의자 쪽으로 일부러 강하게 밀어붙이는 것 같다. 우리는 다리뿐 아니라 몸 전체, 심지어 얼굴까지도 거의 움직이지 않고 앉아 있는 시간이 길어지고 있다. 마지막으로 누군가와 악수했던 적이 언제였는가? 선생님이 교실에 들어왔다가 나갈 때마다 자리에서 일어난 적이라도 있는가?

오늘날 우리는 인류 역사상 어느 때보다도 덜 움직인다. 현대인들은 예전과 달리 편안하고 편리하며 즐거움까지 주는 전자 기계 장치 때문에 한 번 앉으면 거의 움직이지 않고 있다. 우리는 예전처럼 움직일 필요가 없다. 한때는 사람들이 그저 살아나갈 방도를 찾아가며 자발적으로 활동했으나, 요즘에는 편리한 전자 기계를 사용하면서 움직일 기회가 대부분 사라졌다.

사무실이라고 더 나을 게 없다. 직장인들 대부분은 칸막이한 좁은 장소에서 온종일 컴퓨터 앞에 앉아 있다. 또한 통근할 때에도 장시간 앉아서 자동차를 운전한다. 1990년대까지만 해도 사무실에서 일하다가 동료들과 대화하려면 자신이 일하고 있는 사무실에서 동료의 사무실로 이동했다. 게다가 당시에는 전화 수화기를 들고 집게손가락으로 다이얼을 돌리는 다이얼식 전화기를 사용했다. 하지만 요즘에는 e메일이나 휴대전화로 문자 메시지를 전송하며 소셜 미디어나 스마트폰에서 한시도 손을 떼지 못한다.

현재 미국인들은 일주일에 평균 13시간 동안 인터넷을 사용한다. 그리고 이들 가운데 거의 절반이 실제로 텔레비전을 너무 많이 시청한다고 인정하면서도 텔레비전을 시청하는 시간이 일주일에 34시간으로 늘었다. 사무실에서는 직원들이 컴퓨터 앞에 앉아서 활동을 거의 멈춘 상태로 전혀 움직이지 않고 일한다. 심지어 '점심시간'에도 따로 이동할 필요 없이 그 자리에 그대로 앉아 '일'하면서 음식을 단번에 매우 많이 한 입 베어 물고 아무런 의식 없이 우적우적 대충 씹어 먹는다.

우리는 통근하는 동안에도 앉아 있다. 1800년대 중반 산업혁명 이후로 기계화된 문명에 의해 만들어진 자동차를 타고 통근하기 시작했다. 이전에는 직장까지 걸어 다녔다. 18세기 후반에는 갈수록 기차나 버스를 타고 통근하는 시간이 더 길어졌다. 오늘날에는 거의 대부분의 사람들이 자가용으로 통근한다. 장거리는 비행기를 타고 통근하기도 한다. 일단 장거리 비행을 하면서 오래 앉아 있으면 다리 정맥 내부에 혈액이 응고되어 조그마한 핏덩이(혈전)가 생기는 질환인 정맥혈전증이 발생한다. 또한 이런 혈전 형성을 동반하여 정맥에 염증이 생겨 극도로 고통스러운 통증을 유발하거나, 심지어 정맥 내부에 있었던 혈전이 이동해 폐로 드나드는 폐동맥 등 혈관을 막아 사망에 이를 수도 있다. 육체노동 역시 달라졌다. 현재 농부들은 정교한 장비를 타고 작업한다. 농사에는 트랙터, 쟁기, 정교한 농약 분무기, 수확기 등을 이용한다. 심지어 골프와 같은 스포츠에서도 골퍼들이 넓은 골프장에서 걷지 않고 골프 카트를 타고 다니며 편하게 앉아서 이동한다.

요양원에는 '국립 앉음 센터'나 '사망 전 센터'라는 말을 써 놓아야 한다. 그럴 수밖에 없다. 직원들이 요구한 사안이기 때문이다. 요양원에서 환자들은 하루에 한 번 선택적으로 물리치료를 받지만, 그 외 나머지 시간 동안에는 대부분 가만히 앉아 있어야 한다. 이처럼 끔찍한 요양원이 많으나, 이와 반대로 아주 유쾌한 요양원도 있다. 지난번에 나는 우리 지역에서 가장 고급스럽고 괜찮은 센터를 방문했다. 요양원에 들어서니 넓은 복도에서 아름다운 여성이 나를 반겨주었다. 나는 여성에게 내 소개를 하며 손을 내밀었다. 그녀는 당황하며 "어떡하지?" 하는 표정으로 내 손을 가만히 내려다보았다. 그녀가 마지막으로 누군가와 악수했던 건 언제였을까?

어린 학생들은 학교에서 하루 내내 가만히 앉아 있으라고 교육받는다. 직장인들은 하루 온종일 컴퓨터 앞에 앉아서 근무하거나 회의에 참석해서도 앉아서 회의할 것이다. 시간이 갈수록 앉아 있는 시간이 계속 늘어난다. 하지만 우리는 앉아 있는 시간 대부분을 움직이며 활동하는 시간으로 바꿔야 한다. 요즘처럼 앉아만 있으면 전적으로 질병 치료비만 늘어나기 때문이다.

/ 우주비행사들이 알게 해준 것 /

미국인들은 최근 수십 년 동안 음식 섭취량을 줄이고 운동량을 늘리려고 애써왔으나, 한 가지만은 바꾸지 못했다. 사실 우리는 매일 시간마다 의자나 차 안에서 거의 움직이지 않고 앉아 있다. 그 결과 더 살찌고 병들고 쉽게 피곤해진다. 이런 생활 방식을 유지하다보면 건강이 점점 더 악화되고 결국 사망에 이를 수도 있다. 우리는 지금까지 이렇게 거의 움직이지 않고 가만히 앉아 있는 방식으로 생활해왔으나, 이젠 매일 습관적으로 몸을 자주 움직이는 생활 방식으로 바꿔야 한다.

매일 일상적으로 몸을 자주 움직이는 생활 방식은 우리에게 이로운 점이 많다. 예를 들어 프랑스 여성들은 활동적이어서 날씬한 몸매를 유지하고 있다. 운동을 과하게 좋아하지는 않지만, 확실히 많이 걷는다. 간단히 말해서 일상적으로 많이 걸어 다닌다. 또한 자전거를 자주 탄다. 프랑스에서는 아무 데서나 자전거를 빌려 타고 목적지에 갖다 놓으면 되므로 누구든 자전거를 쉽게 탈 수 있다. 다행히도 이런 생활방식들은 샌프란시스코와 워싱턴 D.C. 같은 미국 도

시들에서도 차츰 생겨나고 있다. 파리 사람들은 뭔가를 연습하거나 훈련을 받지 않는 한 공원에서 조깅을 하는 일은 드물다. 하지만 흔히 오후에 친구를 만나 한가로이 산책하거나 기다란 바게트를 사러 가기도 한다. 또한 지하철 계단을 자주 오르내리고, 일단 아파트 6층까지는 계단을 이용한다. 하지만 현재 우리는 한 층만 올라가면 되는 개인 주택에서도 엘리베이터를 이용한다! 파리 여성들은 진공청소기로 먼지를 말끔히 없애고, 걸레질하는 등 대부분은 하기 싫어하는 집 안 청소를 오히려 적극적으로 하거나, 그저 재미 삼아 댄스 수업에도 참여하며 활발히 몸을 움직이므로써 체력을 잘 유지한다. 게다가 오후에 잠깐 낮잠을 자고 나서 시장이나 지역 광장 주변을 산책하며 친구들과 함께 어울리거나, 늦게 저녁 식사를 한 후에는 소화를 돕기 위해 잠깐 산책을 즐긴다.

하지만 이와 달리 미국인들은 일상적으로 몸을 거의 움직이지 않아서 건강 상태가 점점 심하게 나빠진다. 따라서 체내 기능을 제대로 갖출 수 있도록 최대한 현명하게 자주 움직여 몸을 다시 정비해야 한다. 그렇지 않으면 몸이 무거워지고, 근육이 걸리며, 심각한 질병에 걸린다. 한마디로 매일 몸을 자주 움직여야 건강을 유지할 수 있다. 다시 말해 매일 몸을 자주 움직일수록 기운을 회복하고 활기가 넘치고 기분까지 좋아진다. 이런 일상적인 활동은 체육관에서 일시적으로 하는 운동과 상당히 다르다.

의자에 앉아 있는 생활방식이 점점 늘어나면서, 빅토리아 시대의 의학 기술은 거의 모든 환자를 병상에 눕힌 채로 치료하거나 피를 뽑는 방식으로 바뀌었다. 부유한 사람일수록 병상에 오래 누워 있을 가능성이 높았다. 이와 반대로 부유하지 못한 사람들은 오래 누워 있지 못하고 일어나서 일하러 가야 했다. 어쩌면 그들 스스로가 원했을 수도 있다. 하지만 병상에 오래 누워 있는 사람일수록 건강이 더더욱 악화되었고, 급기야 혼자 생활하기 어려울 정도로 몸이 몹시 쇠약해졌다. 게다가 병상에 오래 누워 있을수록 일어나려고 하면 어지러워 쓰러질 수 있으므로, 어쩔 수 없이 더 오래 병상에 누워 치료를 받을 수밖에 없었다. 특히 자발적으로 움직이지 못하므로, 이런 환자들은 지금까지도 의사 처방대로 몸의 움직임을 대신해줄 최신식 의료기기에 의존하며 "누워서 안정을 취하라."는 의학적 조언을 따르고 있다.

18세기 산업 혁명 이후로 직장에서 장시간 앉아 근무하거나, 대량생산하는 조립 라인이나 소매점에서 가만히 오래 서서 일하는 사람들이 많아졌다. 간혹 등받이와 팔걸이가 없는 높은 의자나 높은 접수처에 기대어 서서 일해야 하는 점원들도 있다. 또한 전구가 발명되면서 교대로 근무하는 양상이 많이 달라졌고, 자연히 충분한 수면 시간이 줄어들고 생체 리듬이 무너지며 건강이 악화됐다. 게다가 가족 구성원 모두가 아침 일찍 학교에 등교하거나 직장에 출근하므로, 이른 아침에 가족이 다 같이 모여 앉아 식사했던 예전의 생활방식이 사라졌다.

제1차 세계대전 당시에는 끔찍하게 부상당한 군인들을 병상에서 끌어내 최전방으로 돌려보내라는 잔혹한 명령이 떨어졌다. 이는 결국 부상당한 군인들이 병상에 오래 누워 있을수록 생리적 기능이 훼손되고 건강이 더 악화된다는 사실을 보여줬다. 조셉 필라테스Joseph Pilates는 끔찍하게 부상당한 군인들에게 다시 준비 태세를 갖추도록 명령한 인물이었다. 당시에 부상당한 군인들이 병상에 오래 누워 있을수록 생리적 기능이 망가지고 건강이 더 악화된다는 사실을 알았을 수도 있고 몰랐을 수도 있지만, 조셉 필라테스가 의료 방식에 대혁신을 일으킨 것은 분명하다. 오늘날 인기 있는 운동인 필라테스는 요가를 변형하여 만든 것으로, 원래 요가 방식과 어느 정도 유사하고 우리 몸의 중심부인 척추, 골반, 복부를 지지하는 근육인 코어 근육을 강화하는 운동으로 유명하다.

제2차 세계대전 당시에는 포탄 파편에 부상당해 팔과 다리가 절단되었거나 전염병에 걸린 군인들을 어떻게든 병상에 가만히 누워 있도록 하였으나, 이때 움직이지 않고 가만히 누워 있는 군인들은 모두 건강이 악화되었다는 증거를 분명하게 보여주었다. 하지만 환자들의 건강 상태 변화가 병상에 가만히 누워 있는 것과는 관련이 없다는 가정 하에, 전쟁 후에는 환자들을 상대로 각종 질병에 관한 연구를 다양하게 진행했다. 예를 들어 갑상샘 질환을 앓고 있는 환자들을 상대로 심혈관 질환성 약의 효과를 연구하는 것이다. 오늘날에는 척추가 손상되어 하반신이 마비된 환자들이 휠체어나 특수 의자가 장착된 스키를 타고 즐기면서 장거리 경주를 하곤 하는데, 지난 세기 초에 하반신이 마비되어 병상에 누워 있던 환자들이 이런 모습을 지켜본다면 굉장히 놀랄 것이다.

'우주 개발 경쟁' 시대에는 우주 비행 중에 미세 중력 상태에서 생활하는 우주비행사들과 장시간 누워 있는 실험 연구 지원자들을 대상으로 연구한 결과, 누구든 기본적으로 몸을 자주 움직여야 건강해진다는 과학적 증거를 처음 발견했다. 특히 이런 연구에서는 되도록 누워 있지 않고 일어나서 자주 활동하는 사람들이 더더욱 건강해진다는 점을 무엇보다 강조했다. 의료진은 실험 연구에서 발견한 과학적 증거를 자각하여 실험 연구 결과대로 실천에 옮기기까지 시간이 좀 걸렸다. 하지만 결국에는 실험 연구 결과를 깨달아 수술 받은 환자들에게 병상에서 일어나 몸을 자주 움직이도록 권하였으며 부상당하거나 아픈 환자들을 치료하는 의료 방식이 달라졌다. 이런 새로운 실험 연구 결과를 바탕으로 보험 회사들도 곧 재정적 장려금을 제공하는 방식을 바꿨다. 병원에 장기간 입원하는 환자들이 거의 사라지고 아주 단기간 입원한 환자나, 초진이나 통원 치료를 하러 다니는 환자들이 극적으로 많이 늘어나 그 자체만으로 재정적 이득을 크게 볼 기회가 생겨났기 때문이다.

평생 건강을 유지하며 살아가는 방법은 대개 주변 환경 변화에 얼마나 잘 적응하느냐에 따라 달라진다. 현대 사회가 진보하고 자연스럽게 변화하면서 최초로 공예 도구, 바퀴, 전구, 손목시계, 자동차,

비행기, 드론, 로켓, 위성 등을 발명해왔다. 우리는 현대 사회가 진보하고 변화할수록 어떤 부분이 우리에게 이롭고 해로운지 확실하게 파악하고 잘 적응해야 한다.

하지만 이런 사회적 변화 때문에 우리는 무엇을 잃었을까? 가만히 앉아 있는 시간이 그토록 많아졌으니, 현재 건강 상태는 얼마나 악화되었을까? 오늘날 우리는 앉아 있는 시간이 많아져 다리는 물론이고 몸 전체를 거의 움직이지 않는다. 이제는 잘못된 생활 방식을 제대로 바꿔서 악화한 건강 상태를 다시 정상으로 되돌려야 한다. 그러려면 양치질하거나, 미소 짓거나, 무엇을 만지거나, 눈을 깜박거리는 등 이런 사소한 움직임까지 잊지 말고 하나하나 세심하게 살펴야 할 것이다. 아주 미세한 움직임 모두가 건강에는 매우 중요하다.

/ 오래 앉아 있을수록 약해진다 /

앉아 있다고 해서 무조건 잘못된 걸까? 분명한 사실은 도로, 빌딩, 교량 따위를 건설하거나, 마라톤 경주를 훈련하는 등 야외에서 매우 힘든 일을 할 때 잠시 앉아서 휴식을 취하면 체력 회복에 도움이 될 수 있다. 그런데 요즘 현대인들 대부분은 거의 움직이지 않고 아주 장시간 앉아 있는 생활을 한다. 이렇게 장시간 앉아만 있으면 건강이 절대로 좋아질 수 없다.

바로 이 순간에도 누군가는 이 책을 가만히 앉아서 읽고 있을 것이다. 사실 장시간 오래 앉아 있을수록 신체적 건강은 물론 정신적 건강도 점점 악화한다. 하지만 처음에는 건강이 악화되고 있다는 사실을 감지하지 못할 수 있다. 이때 가만히 앉아 있는 자세에서 몸을 다시 움직이면 악화된 건강 상태가 조금이라도 회복될 것이다. 실제로 몸을 자주 움직여야 건강한 상태가 유지되기 때문이다.

눈으로 직접 볼 수 없는 신체 내부를 엑스레이 촬영해보면, 수백 개의 뼈, 관절, 인대, 근육 등을 확인할 수 있을 것이다. 이런 조직들은 우리가 평지에 서 있는 자세부터, 심지어 태양의 서커스(Cirque du Soleil)에서 줄타기 등 묘기를 보여주는 공연자처럼 색다른 스포츠에 도전해서 즐기기까지 몸을 움직이고 싶은 대로 움직일 수 있도록 도와주는 역할을 한다. 몸을 움직이면 혈액 순환에 도움이 된다. 물론 우리가 몸을 움직이지 않아도 혈액 순환은 될 수 있다. 하지만 장시간 가만히 앉아 있거나 몸을 거의 움직이지 않으면 혈액 순환이 제대로 되지 않는다. 림프샘과 림프계는 면역 방어 시스템과 독소 처리에 대단히 중요한 역할을 하는데, 우리가 몸을 움직이지 않으면 림프샘과 림프계에서 중요한 역할을 제대로 하지 못할 것이다. 몸 전체를 둘러싸고 있는 조직인 피부는 우리가 몸을 자주 움직일 때마다 늘어나고 줄어들면서 탄력이 생긴다. 하지만 반대로 몸을 거의 움직이지 않으면, 피부는 축 처질 것이다.

현대인들에게 가장 흔한 생활 방식으로서 몸을 거의 움직이지 않고 가만히 앉아 있거나 누워만 있으면, 척추 디스크가 생긴다. 척추 디스크가 생기면, 몸을 수직으로 똑바로 세우거나 구부리거나 움직일 때마다 척추가 제대로 지탱해주지 못해서 몸이 맥없이 주저앉을 것이다. 일반적으로 우리는 등을 구부리고 앉거나 어깨를 잔뜩 움츠리고 앉는다. 10대들을 살펴보면 거의 등을 구부리고 어깨를 잔뜩 움츠리고 앉아서 몇 시간 동안 한없이 문자 메시지를 주고받으며 휴대 전화기를 들여다보고 있다. 10대들은 성장기에 몸을 얼마나 자주 움직이고 활동하느냐에 따라 척추가 강하고 곧게 발달하는 정도가 달라진다. 또한 몸을 움직이지 않고 어깨나 등을 구부린 자세로 장시간 앉아 있다면, 몸이 구부정한 자세로 성장하여 성인이 되어서도 영원히 몸을 구부린 채로 생활해야 한다. 나는 매일 점심시간마다 산책하는 여성들을 본다. 매일 야외에서 산책하는 여성들을 감탄하며 바라보기도 하지만, 여성들이 모두 몸을 구부린 채로 걷고 있어서 안타깝기도 하다. 몸을 구부린 채로 걷다보면 근육과 인대에 무리가 가서 힘줄이 결리고 발이 아프거나, 평평하지 않고 울퉁불퉁한 곳에서 발목 관절을 삘 수 있다. 이렇듯 몸을 자주 움직이지 않고 장시간 가만히 앉아서 생활하면, 분명 어느 시점에서 거의 모든 사람들이 등이나 목에서 통증을 느낄 것이다.

최근에 오하이오 물리치료 협회(Ohio Physical Therapists Association)에서 의뢰인들 가운데 80% 정도가 목, 등, 허리, 엉덩이에 통증을 호소하고 있다고 발표했다. 나는 이 소식을 듣고 깜짝 놀랐다. 나머지 20%는 팔, 다리, 손, 발에 통증을 호소했다. 확실히 몸을 자주 움직이지 않으면 누구든 머지않아 이런 통증을 당연히 호소하게 될 것이다.

몸을 앞으로 구부리고 서 있으면, 폐가 충분히 확장하지 못한다. 폐가 충분히 확장하지 못한 상태에서 호흡하는 사람은 흉부 압박을 강하게 느끼면서 쓰러질 수 있다. 왜냐하면 폐를 거쳐 몸의 다른 부분으로 운반되는 산소가 부족해지기 때문이다. 골격 주변에는 근육, 동맥, 정맥, 부드러운 조직 등이 있는데, 장시간 앉아 있으면 이런 부분에 압력이 가해져 부피가 줄어들게 된다. 이런 부분들이 압축되면 팔다리로 공급되는 혈액이 줄어들어 신경 경로의 일부가 차단되므로 저림 증상이 발생할 수 있다. 몸을 구부정하게 해서 서 있거나 앉아 있는 시간에 따라 정도가 달라지지만 이로 인해 다리에서도 정맥이 압축되면, 혈액 순환이 차단되어 다리 전체적으로 무릎과 엉덩이까지 부어오르게 된다. 이런 증상은 임산부나 복부 비만인 사람들에게 더 심하게 나타난다. 게다가 장시간 앉아서 일하면 이처럼 다리와 하체에서 혈액 순환이 잘 안 되므로, 뇌로 공급해야 하는 산소와 혈류량이 대부분 부족하게 되어 뇌에 악영향을 미친다. 그래서 장시간 앉아 있으면, 혈액 순환이 제대로 되지 않아서 뇌로 공급되는 산소, 포도당, 혈류량 등이 전체적으로 감소하여 집중력에도 악영향을 미치게 된다.

또한 장시간 앉아 있으면 신진대사에도 악영향을 미친다. 지단백질 지방 분해 효소로 특히 모세혈관벽과 혈액 내의 중성 지방을 분해하는 효소인 리파아제의 기능이 억제된다. 장시간 가만히 앉아 있을 때와 마찬가지로 지방을 거의 태우지 않고 돌아다닐 때도 리파아제의 기능이 억제된다. 그래서 우리는 거의 앉아 있을 때도 언제든지 중력을 이용해 몸을 움직이면서 건강을 개선할 수 있어야 한다.

해결 방안은 이해하기 쉬울 정도로 간단하다. 어쩔 수 없이 앉아 있어야 하는 상황에서는 구부정하게 앉아 있는 자세를 바꿔서 척추를 좀 더 곧게 세우려고 노력한다. 더욱더 좋은 방법은 일정 시간을 정해두고 앉아 있는 상태에서 중력을 이용해 일어서며 자세를 바꾸는 것이다. 몸은 가만히 있지 않고 움직일수록 건강해지므로, 항상 이 사실을 염두에 두어야 한다. 지금 당장 실제로 몸을 치료해보자. 바로 일어서서 몸을 쭉 늘려 기지개를 켜자. 기지개를 켜고 나면 몸 상태가 한결 좋아질 것이다.

/ 반드시 몸을 자주 움직여야 한다 /

좀 더 명확히 말하면, 몸을 자주 움직이지 않고 의자에 장시간 가만히 앉아 있을수록 처음 건강 상태와 달리 의식을 잃고 쓰러질 정도로 건강이 급격히 쇠약해진다. 하지만 대부분의 사람들은 평소에 자주 활동하지 않고 운동도 제대로 하지 않는다. 게다가 되도록 서 있으려고도 하지 않는다.

아픈 사람들이 꾸준히 운동하면 점점 건강해지고 기분도 좋아진다. 요즘에는 보험회사에서 지불하는 체육관의 '무료' 회원제, 직장 내의 운동 프로그램, 피트니스 잡지 등이 급증하고 있다. 하지만 운동 프로그램을 시작은 하지만 결국 포기하는 사람들이 대부분이다. 운동을 아예 그만두거나, 체육관에 운동하러 가더라도 대부분 앉아서 주변 사람들과 서로 이야기하며 어울린다. 사회적 활동으로는 그만한 가치가 있을 수 있으나, 운동하고 있다고는 볼 수 없다. 전국적으로 살펴보면 체육관 회원 가운데 17%가 실제 회원이고, 이 가운데 7%만이 적극적으로 운동하는 회원이다. 보건협회와 정부에서는 건강 지침으로 운동하도록 권장하고 있으나, 심지어 철저한 운동가들조차 운동하지 않는 나머지 시간에는 주로 앉아서 생활하므로 건강이 호전되는 효과를 제대로 얻지 못하고 있다.

나는 우주 비행 중에 미세 중력 상태에서 생활하는 우주비행사들에게 발생하는 문제점을 파악했다. 우주 비행 중에는 무엇이 감소하는 걸까? 우주비행사들은 우주 비행 중에 거의 무중력 상태에서 활동하지 않고 가만히 앉아 있는 경우가 비교적 많으므로 반드시 중력을 이용해 스스로 운동해야 한다. 하지만 운동하는 동안에는 지구력과 체력을 기를 수 있으나, 아주 강렬한 운동만으로는 장시간 앉아 있으면서 발생하는 건강상 부정적인 효과들을 모두 막지는 못한다. 우주 비행 중에 우주비행사들이 하루에 한 번 정도 강도 높은 운동을 하는데도 건강이 악화되는 이유는 운동하지 않는 나머지 시간에 미세 중력 상태에서 움직이지 않고 가만히 앉아 있기 때문이다. 가만히 앉아 있으면 인체에 영향을 미치는 중력이 줄어든다. 하지만 지구상에서 운동을 멈추면 최소 지구 중력(1G)의 영향이라도 받는데, 지구에서와 달리 우주 비행 중에는 미세 중력 상태에서 생활하므로 우주비행사들이 중력을 이용하여 지구에서보다 훨씬 더 많이 운동해야 한다.

이렇듯 우리는 우주가 인체에 어떤 영향을 미치는지 충분히 파악하고 있다. 그런데 가만히 앉아 있으면 틀림없이 몸의 모든 것이 움직이지 않는 비활동 상태에 있을 것이다. 따라서 앉아 있으면서 발생하는 건강상 부정적인 영향들을 개선하려면 반드시 몸을 자주 움직여야 한다. 하지만 규칙적으로 운동하는 사람도 장시간 앉아 있으면 건강상 부정적인 요인들이 똑같이 발생한다. 실제로 현재 진행하고 있는 실험 연구 결과에 따르면, 체육관에서 하루에 한 번 운동하더라도 운동하지 않는 나머지 시간에 주로 앉아 있는 사람들은 건강상 부정적인 문제들을 개선하지 못한다. 요즘 현대인들은 하루에 한 번 운동한다 해도 산업이 발달하기 이전처럼 온종일 자연스럽게 몸을 움직이진 않는다. 따라서 무엇을 하든 온종일 몸을 자주 움직이는 것이 중요하다. 노스웨스턴 대학 도로시 던랩Dorothy Dunlap박사는 이렇게 말했다. "주로 앉아 있다는 것과 신체 활동이 적다는 것은 엄연히 다른 뜻이다."[5]

장시간 가만히 앉아 있으면 체중이 증가한다. 하지만 앉아 있는 동안 일정 시간 간격으로 자연스럽고 현명하게 몸을 움직이면 체중이 줄어든다. 메이요 클리닉Mayo Clinic의 제임스 레바인James Levine 박사는 앉아 있는 동안에 가장 먼저 지방 대사를 바꾸는 것이 무엇보다 중요하다고 주장했다. 또한 몸을 자주 움직이지 않고 장시간 가만히 누워 있으면 식욕을 억제하고 에너지 소모를 증가시키는 호르몬인 렙틴이 분비되지 않으므로, 결과적으로 체중이 증가한다.(6) 제임스 레바인과 더불어 미주리 대학의 마크 해밀턴Marc Hamilton과 동료들(7.8)이 연구한 결과에 따르면, 장시간 가만히 앉아 있을수록 지단백질 지방 분해 효소인 리파아제의 기능이 극적으로 억제되었다. 리파아제는 특히 모세혈관벽과 혈액 내의 중성 지방을 분해하고 혈류 밖으로 내보내 근육의 지방조직에 축적하여 몸을 움직이는 동안 이용하게 한다. 하지만 장시간 앉아 있는 동안 리파아제의 이런 기능이 억제되면 혈액 내에 지방이 과하게 축적되어 심장 질환이 발생할 위험률이 증가한다.

이렇듯 몸을 움직이지 않고 지방을 이용하지 않으면, 체내 근육, 뼈, 심지어 간과 신장 등에도 전체적으로 지방이 쌓일 수 있다. 따라서 앉아 있는 동안 일정 시간 간격으로 자연스럽고 현명하게 몸을 움직이고, 특히 몸을 움직이는 정도가 약한 수준에서 하루 온종일 자주 움직이거나 서 있는 등 자발적으로 활동하면, 무엇보다 지단백질 지방 분해 효소인 리파아제의 기능을 최대한 정상으로 유지할 수

있다. 하지만 운동한다는 것과 몸을 움직인다는 것은 의미가 다를뿐
더러 방식도 다르다.

/ 건강 관리법과 운동 관리법은 다르다 /

운동 관리법에는 무엇이 있을까? 사람마다 각자 세운 목표에 따라
운동 관리법은 달라진다. 운동 목표가 체중을 감량하려는 것인가,
몸에 착 붙는 수영복을 입으려고 준비하는 것인가, 가쁜 숨을 몰아
쉬지 않고 계단을 수월하게 올라가려는 것인가, 아니면 그저 아침에
힘들지 않고 가뿐하게 일어나려고 하는 것인가.

흔히 건강 관리법과 운동 관리법은 서로 혼용해서 쓰기도 하지
만, 실제 의미는 다르다. 이를테면 온종일 몸을 자주 움직이는 것과
하루에 한 번 운동하는 것은 엄연히 다르다. 이렇듯 건강 관리와 운
동 관리는 의미가 다를뿐더러 방식도 다르다. 연구 조사 결과, 체력
과 지구력을 강화하려면 운동을 해야 하지만, 기초 건강을 지키려면
몸을 자주 움직여야 한다. 따라서 기본적으로 생리적인 기초 건강을
계속 유지할 수 있도록 몸을 자주 움직이면서 지구력과 체력을 강화
하는 운동을 겸해야 한다. 둘 다 건강을 위해서 필요하지만, 신체에
적용하는 방식에서는 서로 완전히 다르다. 다시 말해 운동하는 방식
과 현명하게 몸을 자주 움직이는 방식은 상당히 차이가 있다.

- 운동하면 근육이 수축하고 열이 발생하며, 산소 소비량이 증가하고 열량을 태워서 에너지를 생성한다.
- 주로 중력을 이용해 효율적으로 몸을 움직인다. 서 있으면 가까스로 열량을 태우고 심박수와 혈압이 상승하지만, 특히 일시적으로 잠시 서 있는 경우는 그렇지 않다.
- 현명하게 몸을 자주 움직이면 인지적, 감정적, 신체적인 상호작용이 달라진다. 하루에 한 번 일시적으로 운동하면 대부분 효과가 없지만, 자발적으로 현명하게 몸을 자주 움직이면 효과가 있다. 이를테면 현명하게 몸을 자주 움직이면 자연, 환경, 여러 감각, 사람, 애완동물, 심지어 직업까지도 분명 즐기면서 상호작용할 수 있다.
- 주로 강도가 높은 운동은 연료로 체내 당분을 이용하지만, 강도가 낮은 상태로 현명하게 몸을 자주 움직이는 동작은 연료로 체내 지방을 이용한다. 이때 지방을 태우면서 추가로 열량을 생성한다.

실제로 혈압조절, 혈액량, 체력 등을 정상으로 유지하는 데 있어서 내가 직접 연구 조사한 결과에 따르면, 누워 있다가 일어서는 행동을 나흘 동안 계속 여러 번 자주 하는 것이 운동으로 걸어 다니는 것보다 훨씬 더 효과적이었다.(9)

결과적으로 오래 서 있는 시간은 중요하지 않고, 누워 있는 자세에서 일어나는 행동을 얼마나 여러 번 자주 하느냐에 따라 건강상 이득이 있었다. 예를 들어 누워 있는 자세에서 일어나는 행동을 필요에 따라 하루에 최소 16번을 하든지, 아니면 앉아 있는 자세에서 일어나는 행동을 하루에 32~36번 정도 하면 좋다. 하루 종일 20~30분마다 일어나는 방식이 건강에 가장 효과 있는 듯해서, 나는 이 방식을 다양한 연구에 아주 적절하게 활용했다. 누워 있거나 서 있을 때 혈장량, 심장 박동 수, 혈압, 순환성 코르티솔, 부신 피질 자극 호르몬(ACTH), 혈장 레닌, 카테콜아민, 바소프레신 등 여러 가지 요인들의 반응 속도를 측정한 결과, 처음 20분 만에 최대 반응 속도로 변화가 일어났다. 예상대로 서 있으면 반응속도가 향상되고 누워 있으면 반응속도가 느려졌으나, 계속 같은 자세를 유지하고 있으면 이러한 변화 속도가 계속 더 느려졌다.

요즘에는 일반적으로 앉아 있는 자세에서 20분 간격으로 일어나도록 권장한다. 앉아 있는 상태에서 자세를 바꾸는 연구를 실제로 실행하지는 않았으나, 앉아 있는 자세에서 20분 간격으로 일어나는 방식이 건강상 안전하다고 추정하기 때문이다.

단순히 서 있는 자세만으로는 열량을 많이 소모하지 못하고, 대략 12cal 이내로 소모할 것이다. 따라서 서 있는 자세가 중요한 이유는 열량을 소모하거나 에너지를 생성하는 문제가 아닌 듯하다. 그보다는 자세를 바꾸면 전정계와 뇌에서 균형 작용이 일어나고, 기본적으로 온몸에 혈액이 재분배된다. 그러면서 결국 심장과 목에 있는 혈압 센서를 자극하여 서 있는 동안 뇌로 혈액을 공급해서 일정 수준을 유지한다. 원칙적으로는 주말을 포함해서 매일, 하루 종일 규칙적으로 몸을 자주 움직여 자세를 바꿔야 한다. 그 정도로 자주 일어나야 한다! 하루 온종일 되도록 자주 자세를 바꿀수록 휴식을 취할 만한 가치가 있다.

유감스럽게도 체육관에서 어느 정도 운동을 해도 그 이후로 오래 앉아 있으면, 장시간 움직이지 않고 앉아 있어서 발생하는 건강상 부정적인 문제들을 개선할 수 없을 것이다. 사실 아주 힘든 운동을 하는 것만으로 장시간 앉아 있으면서 발생하는 건강상 부정적인 문제를 효과적으로 개선할 수는 있다. 내가 나사(10)에서 동료인 키스 엔겔케Keith Engelke, 돈 도어Don Doerr, 빅 컨버티노Vic Convertino와 함께 실험 연구했던 결과에 따르면, 15분 동안 극도로 강도 높은 운동을 하는 것만으로도 장시간 누워 있으면서 발생하는 건강상 부정적인 문제들을 막을 수 있었다.

하지만 이런 효과는 24시간 동안만 지속되었다. 터무니없게 들릴 수 있으나, 평균적으로 매일 15분 간 극도로 강도 높은 운동을 해야만 일상적인 건강상 효과를 유지할 수 있다. 게다가 이런 운동법이 계속 건강에 유익할 것인지, 나아가 이런 식으로 운동을 하면 장시간 앉아 있으면서 발생하는 건강상 부정적인 문제들을 효과적으로 개선할 수 있을지 정확히 판단할 수 없다.

건강 관리와 운동 관리는 의미가 다를뿐더러 방식도 다르다는 사실을 명심해야 한다. 건강은 질병이 없는 상태를 말하지만, 운동은 노력과 더불어 자신에게 적합한 방식의 움직임을 규칙적으로 지속해야 하는 것이다. 일반적으로 운동은 건강상 중요하다고 생각하지만, 실제로 사회적 기대에 따른 문제가 발생한다. 여기에서 정부는 건강상 효과가 있을 수는 있으나, 주로 앉아서 생활하는 사회적 문제를 해결하지는 못하므로, 어쩔 수 없이 운동 지침을 제시하기도 한다. 하지만 해결 방안은 단순하다. 매일 몸을 자주 움직이면 건강상 유익을 얻을 수 있다. 따라서 이미 강조했듯이, 움직이는 정도가 크든 작든 간에 되도록 일상적으로 어디서든 쉽게 몸을 자주 움직여야 한다.

이 장의 앞부분에서 건강 관리법과 운동 관리법은 엄연히 다르다고 말했다. 건강은 신체적으로 어떻게 느끼고 기능을 하느냐에 따라 달라지며, 흔히 질병이 없는 상태를 말한다. 또한 건강은 자신이 적절하게 관리할 수 있다. 하지만 운동은 자신에게 적합한 방식을 택해야 한다. 방식에 따라서 온 힘을 다해 노력해야 할 수 있는 운동도 있다. 그런 반면 온종일 몸을 자주 움직이므로써 건강을 유지하는 방법도 있다. 물론 건강상 둘 다 필요하다. 심지어 격렬하게 운동한 후에도 몸을 자주 움직여야 한다. 강도 높은 운동을 하는 동안에는 관절에 압력이 가해지므로, 운동 후에 관절이 회복되도록 몸을 자주 움직여야 한다. 그렇지 않으면 관절이 뻣뻣하게 경직될 것이다. 기본적으로 몸을 자주 움직여야 건강하게 살 수 있고, 강력한 운동을 하면서도 언제든 가능한 대로 몸을 자주 움직여야 건강을 유지할 수 있다. 건강 관리와 운동 관리는 서로 보완하면서도 적용 방식이 다르다. 따라서 늘 몸을 움직이는 방식으로 건강 관리를 하면서도 약간의 운동도 추가해 지구력이나 체력도 길러야 한다. 그 외의 방식은 권장하지 않는다. 체육관에서 운동만 하고 있다면, 건강을 확실히 유지한다고 볼 수 없다. 기본적으로 온종일 몸을 자주 움직여 기초 건강을 충분히 쌓아야 한다. 회복력을 강화하고 건강을 유지할 수 있도록 이런 기본 사항을 마음에 깊이 새겨두고 자발적으로 실천해야 한다.

이때 온종일 몸을 자주 움직이는 행동에는 일상에서 목적을 두고 하는 활동도 포함된다. 예를 들어 정원 가꾸기, 친구들과 산책하기, 쇼핑하기, 어린아이를 들어올려 안아주기, 밀가루 반죽을 밀어 늘리거나 쿠키 굽기, 그네타기, 트램펄린에서 높이 뛰어오르기 등, 즐기면서 하는 활동들도 기초 건강을 쌓는 데 도움이 많이 된다. 다시 말해 어떤 행동이든 몸을 자주 많이 움직일수록 기초 건강을 더 탄탄하게 쌓고 건강을 유지할 수 있다는 뜻이다.

건강 비결은 앉아 있더라도 몸을 자주 늘려 기지개를 켜면서 현명하게 움직이는 습관을 들이는 것이다. 이런 습관이 몸에 배기까지는 8주 정도 걸리는데, 고통이 따르지도 않고 시간과 노력이 그다지 많이 필요하지도 않다. 또한 목적을 두고 하는 각종 활동은 운동과 달리 지루하지도 않다. 물론 현대 사회에서는 장시간 앉아 있어야 하는 상황을 피하기 어렵다. 그래서 더더욱 앉아 있으면서 충분히 몸을 자주 움직이는 습관을 들여야만 가까스로 건강을 지킬 수 있다. 하지만 새로운 연구 자료 결과에 따르면, 규칙적으로 운동하더라도 앉아 있을 때 적어도 1~2시간마다 몸을 움직이지 않으면 혈당 변화 과정에 악영향을 미치고, 암, 당뇨병, 심혈관 질환 등을 발생시킬 위험률이 상승할 수 있다.

일반적으로 우리는 텔레비전과 다른 매체들을 접하면서 거의 장시간을 앉아 있게 된다. 이를테면 잭은 온종일 앉아서 컴퓨터 화면만 들여다본다. 게다가 척추 질환으로 허리와 엉덩이 부위에 통증이 생기는 요통에 시달리고 있다. 이 때문에 운동을 별로 좋아하지 않지만, 건강을 위해 몸을 자주 움직여야 한다는 걸 이해한 후로는 앉아 있으면서 생각날 때마다 몸을 자주 늘려 기지개를 켰다. 그러면서 극심한 요통이 완화되기도 했다.

이제는 장시간 앉아 있는 생활 습관이 조기 사망에 이르게 할 뿐만 아니라 각종 만성 질환을 일으키는 독보적인 위험 요인으로 여겨진다. 공장 굴뚝에서 검은 연기를 토해내듯 담배를 피우든, 술을 과하게 마시든, 담배도 피우고 술도 마시든, 그런 것보다 실제로는 장시간 앉아 있는 생활 습관이 건강에 가장 악영향을 미치고 있는 것이다.

/ 근거 없는 건강 신화들 /

근거 없는 신화들이 건강상 문제를 계속 악화시킨다.

- 건강이 빨리 좋아질 해결책은 알약이나 의학적으로 새로 개발한 의약품이다.
: 약이나 비타민으로 그렇게 빨리 건강 상태를 바꾸지 못한다.

- 어쩔 수 없다. 나는 동료나 고객들과 온라인으로 계속 접속해야 하므로 직장에서는 장시간 앉아 있을 수밖에 없다.
: 직장 내에서 사무실 동료와 e메일이나 문자 메시지를 주고받지 않고 직접 만나서 대화할 수 있다.

- 근무 시간 이외에 집에서든, 자동차나 기차 안에서든, 현대 생활에서는 어쩔 수 없이 장시간 앉아 있을 수밖에 없다.
: 앉아 있는 자세에서 어떻게든 의식적으로 몸을 움직여야 한다.

- 규칙적으로 운동하면 장시간 움직이지 않고 앉아 있어서 발생하는 건강상 부정적인 문제들을 개선할 수 있다.
: 앞에서도 말했지만, 현재 연구 조사 결과에 따르면 놀랍게도 그것은 사실이 아니다.

- 많은 사람들이 규칙적인 운동 프로그램이나 수업에 아예 참여하지 않거나, 꾸준히 참여하지 못한다. 심지어 걷기조차 하지 않는다.

: 누워 있는 자세에서 상체를 일으켜 침대 옆으로 발을 늘어뜨리고 앉아 있거나, 휠체어에서 몸 전체를 일으켜 서 있는 자세로 자주 바꿔주는 것만으로도 건강에 도움이 될 수 있다. 하루 종일 중력의 축과 평행하게 앉아 있더라도 상체를 자주 움직이면 건강상 매우 좋은 효과가 있다.

- 몇 시간 정도는 계속 앉아 있어도 건강에 해롭지 않다.

: 연구 결과, 규칙적으로 운동하더라도 두 시간 이상 몸을 움직이지 않고 계속 앉아 있으면 당뇨병, 비만, 심근경색, 뇌졸중 등이 발생할 위험률이 증가하고, 유방암이나 대장암 등으로 사망에 이를 수 있다.

- 쓰러지거나 어딘가에서 떨어지면 사망에 이르기 쉽다. 쓰러지거나 떨어지는 이유는 몸을 덜 움직여서가 아니라 균형에 문제가 있기 때문이다.

: 균형 운동은 분명 신체 동작을 조정하는 여러 근육을 강화하는 데에 도움이 된다. 하지만 이런 운동을 하루에 몇 번이나 할까? 우체국에서 줄을 서 있든, 장을 보든, 심지어 앉아 있든 간에,

중력의 축과 평행하게 올바른 자세로 앉거나 서 있으면 능숙한 균형 운동의 출발이 된다.

- 앉아 있는 시간만큼 서 있으면 건강상 문제없다.
: 직장에서 계속 서 있어야 하는 사람들은 목과 허리와 엉덩이 부위에 통증을 호소하며 고통스러워 하고, 발목이 부어오르며 다리에 혈전이 생겨 건강상 위험할 정도이다.

이렇듯 앉아 있는 시간 때문에 건강상 문제가 발생하는 것이 아니라, 몸을 자주 움직이지 않고 장시간 가만히 앉아 있기 때문에 현대인들의 건강이 나빠지는 것이다. 마찬가지로 쉬지 않고 장시간 서 있는 것도 건강에 해로울 수 있다. 간호사, 음식점 종사자나 마트 계산원, 도장공 등 몸을 움직이더라도 직업상 장시간 서 있어야 하는 사람들을 생각해보자. 서 있는 사람이든, 앉아 있는 사람이든, 인체에는 중력이 수직으로 작용한다. 따라서 가만히 서 있으면, 수직으로 작용하는 중력을 온몸으로 느끼면서 몸이 완전히 무거워진다. 하지만 앉아 있거나 누워 있으면, 인체에 수직으로 영향을 미치는 중력이 줄어들어 몸이 '무겁지 않게' 느껴진다. 그런데도 앉아 있든, 서 있든 몸을 자주 움직여야 한다. 어떤 자세에서든 몸을 '반드시 자주 움직여야만' 건강이 좋아진다.

현대인들은 일상적으로 앉아 있는 동안 인체에 미치는 중력이 줄어들어 몸이 무겁지 않게 느껴지면서 더욱 오래 앉아 있게 되므로 결국 건강에 문제가 생긴다. 그뿐 아니라 현대 기술이 진보하여 새로운 발명품들이 매일 시장에 쏟아져 나오면서 24시간 내내 밤낮으로 쉴 새 없이 정신적으로나 감정적으로 과도하게 자극받고 있다. 이때 몸은 가볍게 느껴질 수 있으나, 뇌는 지나치게 무겁게 느껴진다. 이로 인해 몸을 움직이지 않고 장시간 앉아 있는 생활이 점점 더 증가한다. 지금보다 앞으로 더욱 건강상 어마어마한 재앙이 따를 것이 분명하다.

산업 기술이 창조적으로 끊임없이 발전할수록 현대인들의 삶은 더욱더 편해지고, 이로 인해 건강 상태는 더더욱 악화될 것이다. 우리는 이런 변화를 막을 수 없다. 그저 아주 어릴 때부터 새로 개발된 많은 기계 장치들을 어떻게 사용하는지 판별하는 방식을 배울 수 있을 뿐이다. 기계문명의 발달 속도가 변함없이 빠르든, 그다지 빠르지 않든 간에, 정신적으로 자극을 주는 이런 기술적인 변화에 특히 어린이들이 취약할 수밖에 없다.

3장

앉아 있는 자세와 서 있는 자세의 과학적 차이

1장과 2장에서 언급한 누워 있는 자세 특히, 머리를 6도 아래로 기울여 누워 있는 자세는 우주비행사가 우주 비행 중에 미세 중력 상태에서 중력을 거의 느끼지 못하듯이 인체가 중력을 느끼지 못하게 하는 방식이다. 정도는 덜하지만, 누워 있는 자세와 마찬가지로 앉아 있는 자세도 인체에 미치는 중력이 감소한다. 비행기나 롤러코스터를 탈 때 고 '중력' 노출, 지평선을 걸을 때의 1G 중력 노출, 앉거나 누워 있을 때 저 중력 노출, 우주 비행하는 동안 미세 중력 노출 등, 중력 노출을 연속체로 생각할 수 있다. 따라서 앉아 있는 자세는 현대 사회에서 사람들 대부분이 너무 많은 시간을 보내는 단계이자 중력 노출 연속체를 따르는 단계이다. 인간은 오래 앉아 있을수록 건강이 더 빨리 악화된다. 누구나 오래 앉아 있으면 노화나 질환, 질병, 장애 등으로 건강에 악영향을 받는다.

사람들이 하루에 몇 시간이나 앉아 있는지 제대로 아는 사람이 있을까? 하루에 몇 시간이나 앉아 있는지 일일이 세어보는 사람이 얼마나 될까? 우리는 손목시계나 벽시계를 언제든 계속 볼 수 있다. 얼마나 걸었는지 알아보려면 만보기로 측정하면 된다. 하지만 얼마나 앉아 있는지 정확하게 측정하는 방법은 시계를 계속 보는 수밖에 없다. 우리는 허리와 등과 목이 아프기 시작하고, 제대로 쉬지 못하거나 무기력해지고, 뇌가 최상의 기능을 발휘하지 못하여 정신이 흐려질 때만 너무 오래 앉아 있었다고 느낀다.

내가 런던 의과 대학에 다니던 시절에는 공부하고 일하는 학생과 교수들이 의자가 없는 찻집에서 휴식을 취했다. 수백만 미국 직장인들이 정수기 주변에서 이야기를 나누듯이 우리도 서서 서로 담소를 나누곤 했다. 우리가 휴식을 취했던 찻집은 각계각층의 과학자들을 비공식적으로 만나서 새로운 아이디어를 교환하고 심도 있게 논의할 수 있는 원천지였다. 애석하게도 오늘날 찻집이나 정수기 주변은 프린터를 이용하거나 책을 가져올 때도 일어서지 않고 움직임을 최소화할 수 있는 롤러 의자에 등을 기대고 앉아 컴퓨터 화면이나 아바타를 응시하며 탁자에서 커피를 마시는 환경으로 바뀌었다. 동료들과 대화할 때도 e메일과 문자 메시지를 이용한다. 대학원생은 연구나 열광적인 아이디어를 자연스럽게 공유할 기회가 거의 없고 지도교수와 면담하려면 약속을 따로 정해야 한다. 그리고 약속이 정해지면 지도 교수실에 앉아서 면담을 한다. 난 그저 좋았던 옛 시절을 추억하고 있는 것일까? 요즘 사람들은 서로를 접촉할 기회가 많이 없어서 지성과 인격 형성이 얼마나 늦어질까를 생각하면 슬퍼진다.

/ 정보는 과하게 넘쳐난다 /

그렇다 하더라도 우리 스스로 무엇을 하고 있는지 모르는 것은 아니다. 새로운 연구를 할 때마다 우리를 더욱더 건강하게 할 지침들이 매번 새롭게 생겨나는 것 같다. 누구나 알다시피 음식 섭취량을 줄이고 운동량을 늘려야 한다고들 하지만, 정확히 어떤 음식을 섭취하고 어떤 운동을 해야 건강에 가장 유익할까? 매번 접하는 뉴스마다 조언이 달라진다. 어쩌면 정보가 부족한 것이 아니라 과하게 넘쳐나는 것이 문제일 수 있다. 건강 분야가 급변하므로 우리는 어떤 정보가 효과적일지 제대로 이해하지 못하고 지나치게 단순화하여 섣부른 결론을 내리게 된다. 왜 그럴까? 관련 자문단이 심의하고 해결해야 과학적 견해가 완성되므로 그때까지는 정부지침을 잘못 이해하거나 혼동할 수 있다. 과학적 견해가 의료진에게 확실하게 도달하기까지 지식은 계속 변화 발전한다. 비영리 단체와 환자 정보 웹사이트에서 권고하는 사항도 사실 마찬가지일 것이다.

몸을 움직이지 않으면 건강에 해롭다는 사실을 알면서도, 우리는 앉아서 업무를 보고 e메일이나 문자 메시지로 의사소통하고 자동차로 통근하는 등, 일상적으로 장시간 앉아서 생활하게 되어 있는 시스템에 희생당하고 있다. 활동이 부족하면 결국 운동성이 저하되고 목이나 등, 허리에 통증이 느껴지고 자세가 구부러지고 근육과 뼈가 약해지고 유연성이 떨어지며 관절 통증이 심해진다. 이 중에 어떤 증상이 익숙하게 들리는가?

의약품, 수술, 장비 등 현대 의학 발전은 그릇된 안전망이 되었다. 의학 연구는 장수에 주안점을 둔다. 그래서 우리는 그 목적대로 장수하고 있다. 하지만 장수하더라도 삶이 더 나아지지는 않는다. 삶의 질을 향상할 방법은 건강관리를 의약품으로 대신하는 것도 아니고, 감염을 치료해야 하는 것도 아니다. 개인적이든 사회적이든 우리가 지금 당장 무엇을 할 수 있을지를 자각하고 서로에게 귀를 기울여야 한다.

/ 어떻게 연구할 것인가 /

그래도 밝은 조짐이 있긴 하다. 더욱 강력하면서도 가격이 저렴해진 컴퓨터 덕분에 역학 연구용 메타 분석이 가능할 만큼 우수한 컴퓨터를 얻기가 훨씬 쉬워졌다. 무엇이든 컴퓨터를 이용하면 처리 속도가 빠르고 숫자의 유출이 가속된다. 하지만 그게 전부다. 유출한 숫자에 의문점을 갖고 숫자를 해석하는 방법에는 인간의 지성이 필요하다. 그러다보니 수많은 질병과 앉아 있는 시간의 상관관계를 무시한채 결론을 도출한 보고서가 과다하게 발행되었다. (지금도 계속 발행되고 있다.) 2010년부터는 몇 년 동안 과학 저널이나 대중 언론, TV 등에서 질병과 앉아 있는 시간의 상관관계에 관한 보고서가 폭발적으로 증가했다. 우선 결론을 논의하기 전에 메타 분석이 정확히 무엇을 제공하는지 재고해볼 필요가 있다.

메타 분석은 각기 다른 연구 결과를 통합하여 정의된 결과에서 특정 개입이나 변수의 전체 효과에 관한 양적 추정치를 얻는 통계적 과정이다. 예를 들어 개별 연구에서 제공하지 못한 결과를 더욱더 명확하게 도출하기 위해 많은 임상 실험에서 자료를 통합하는 통계적 과정일 수 있다. 메타 분석은 개별 연구보다 더 강력한 결과를 도출한다. 숫자가 클수록 결과에 대한 신뢰도가 높다. 하지만 이 말에 일리가 있을까? 실제로 연구자가 숫자에 얼마나 의문점을 갖고 무엇을, 언제, 어떻게 측정한 결과인지에 따라 신뢰도가 달라질 것이다. 다른 목적으로 수년 전에 했던 관찰은 예측하기 쉽지 않다.

두 연구가 동일하지 않다고, 주어진 변수가 무관하거나 무의미하다고 무시하는 것은 위험할 수 있다. 통계학자는 연구마다 명확하게 다른 주요 건강 변수에 익숙하지 않거나 관심이 없어도 자기 분야에서 뛰어난 능력이 있으므로, 통계학자가 연구 결과를 분석할 가능성이 높다. 대신에 기본적으로 생리학적 문제에 익숙하지 않다고 해서 자료를 대충 분석하지 않도록 주의해야 한다. 대충 분석하면 실패하거나 결과에 대한 요점과 정확도를 과장할 수 있다.

메타 분석을 이용한 연구를 궁극적인 증거로 사용하지 않는 한, 이런 견해를 무시해서는 안 된다. 사실 메타 분석은 예비 연구 결과를 확인하기 위해, 좀 더 세심하게 관리된 연구를 가설을 세우는 일반 지침으로 사용할 수 있다.

현재 전반적으로 질병과 앉아 있는 시간의 상관관계에 관한 연구 결과는 대부분 메타 분석을 기초로 한다. 하지만 대체로 지금까지는 원인과 결과에 관해 세심하게 관리된 연구가 거의 진행되지 않았다. 그래서 주로 사무실 환경에서와 같이 직업상 앉아 있어야 하거나, 컴퓨터나 TV 화면 앞에서 습관적으로 계속 앉아서 생활하는 것 등, 앉아 있는 시간에 따라 상당히 급속하게 변하는 당뇨병 표지와 심혈관을 측정하며 질병과 앉아 있는 시간의 상관관계에 관한 연구에 들어갔다. 이 연구를 통해 얻은 정보들은 우주 비행 중에 미세 중력 상태에서 우주비행사들이 누워 있는 시간을 아날로그 기법으로 치밀하게 조절하면서, 누워 있는 시간을 점점 더 늘려가며 우주비행사의 건강 상태 변화를 연구하는 데에 적용된다. 실생활에서 많은 사람들이 수개월이나 수년에 걸쳐 매일 습관적으로 장시간 앉아 있는데, 결과적으로 이와 관련하여 발생하는 질병과 앉아 있는 시간의 상관관계를 연구하는 데에도 사용한다. 이런 점에서 메타 분석은 장기적으로 공중 보건 문제를 좀 더 자세히 나타낼 수 있다.

주로 얼마나 앉아서 지내는지 시간을 측정하는 방식은 대부분 상황에 따라 각자 다르게 생각할 것이다. 일반적으로 앉아 있는 시간을 인식하거나 기억한 대로 측정하므로 정확하지 않을 수 있지만, 나는 매일 컴퓨터 앞에 앉을 때마다 기록하므로, 앉아 있는 시간을 제대로 증명할 수 있다. 또한 타이머 버저가 울리든 울리지 않든 간에 장시간 앉아 있다고 생각되면 언제든 일어나서 몸을 좌우로 흔들고 기지개를 켠다. 앞으로도 계속 그럴 것이다. 분명 30분 더 앉아 있다고 해서 건강에 아주 많은 차이가 나지는 않는다. 하지만 이렇게 몸을 자주 움직일수록 이전보다 건강이 더 좋아진다는 느낌을 받았다. 그래서 언제든지 생각날 때마다 의식적으로 몸을 '자유롭게' 움직여야 한다!

그래도 누군가는 뇌가 활동해서 생각하고 생각한 개념을 글로 바꿔 손가락으로 컴퓨터 타자를 치면, 30분마다 일어나시 몸을 움직일 때와 마찬가지로 뇌에서 혈류량이 증가하여 건강에 유익할 수 있다고 주장할 수 있다. 하지만 나는 그렇게 생각하지 않는다. 그래서 이런 주장과 달리 장시간 가만히 앉아서 컴퓨터 자판을 치는 것만으로는 건강에 좋지 않다는 사실을 입증할 수밖에 없다.

메타 분석을 이용해 앉아 있는 시간을 평가하는 연구 자료는 개인에 따라 달라진다. 때로는 몇 년이 지난 지금에서야 당시 상황을 기억해서 앉아 있는 시간을 측정하기도 하고, 측정하는 방식도 각자 다르기 때문이다. 호주 멜버른에 본사를 둔 베이커 심장 및 당뇨병 연구소(IDI Baker Institute)의 브리지드 린치Brigid Lynch와 네빌 오언 Neville Owen 박사[11]는 많은 초기 연구에서 적용했듯이 앉아 있는 시간을 각자 생각대로 측정하지 않고 기본적으로 기기 장치를 이용해 측정하여 조사 연구하는 것이 무엇보다 중요하다고 강조했다.

또한 어떤 훌륭한 연구원들은 현대인들의 앉아 있는 시간을 정확하게 설정하고, 그 결과 건강 변화를 세부적으로 조사해서 현대인들의 생활방식 가운데 어떤 부분이 잘못되고 어떻게 고쳐야 할지 상세히 연구해왔다. 나는 이런 연구 자료를 파악하여, 오늘날 현대인들이 어쩔 수 없이 몸을 자주 움직이지 않고 장시간 앉아 있어야 하는 생활 환경에 있더라도 일상적으로 어떤 생활방식을 선택해야 건강에 유익할지 정확한 정보를 제공할 것이다. 이제는 전 세계적으로 생활하는 방식, 일하는 방식, 즐기는 방식 등 주변 상황이 많이 달라졌다. 가장 먼저 주로 앉아 있는 생활방식이 건강에 해로울 수 있다는 사실을 인식해야 한다. 그런 다음 건강하고 행복한 삶을 누릴 수 있도록 생활 습관을 과감하게 다시 조정해가야 한다.

/ 앉아 있는 생활 방식과 관련된 질환 /

대부분 사람들은 매일 깨어 있는 시간 가운데 무려 55% 이상을 앉아 있다. 흔히 식탁에 앉아서 식사하고, 앉아서 운전하고, 앉아서 공부하고, 앉아서 일하고, 저녁에 집에서도 소파에 앉아서 TV를 본다. 미국 심장 협회(American Heart Association)(12)에 따르면, 직업상 주로 앉아서 일하는 사람들은 1950년 이후로 83%가 증가했으며, 오늘날 미국의 모든 직업인 가운데 20%의 사람들이 신체 활동에서 심각한 수준에 있다.

주로 앉아 있는 시간이 증가할수록 심장질환, 뇌졸중, 암, 당뇨병 등으로 사망할 위험률이 증가한다는 연구 결과가 계속 늘어나고 있다. 주로 앉아 있는 사람들은 목과 허리, 등, 관절에 통증이 발생하고, 과체중이나 비만이 되기 쉽다. 또한 주로 앉아 있으면, 차츰 기력이 떨어져 이전보다 훨씬 더 빨리 지치고 쉽게 피곤함을 느낀다. 플로리다 애틀랜틱 대학의 찰스 헤네켄스Charles Hennekins와 스티븐 루이스Steven Lewis 박사는 미국인들이 대체로 신체 활동이 부족하므로 국가에서 임상, 공중 보건, 새정적 과제들을 중요하게 다뤄야 한다고 강조하며, 2015년 미국 의학 저널(American Journal of Medicine)에 〈건강을 위한 규칙적인 신체활동〉을 주제로 한 논문을 발표했다. 찰스 헤네켄스와 스티븐 루이스 박사가 발표한 논문에서 습관적으로 주로 앉아 있는 생활 방식으로 인해 발생하는 건강 질환 비율과 이에 따른 의료비를 살펴보면 '…관상동맥 심장질환이 22%, 대장암이 22%, 골반 골절이 18%, 당뇨병과 고혈압이 12%, 유방암이 5%….' 등을 차지했으며, '1년 미국 의료비 가운데 주로 앉아 있는 생활 방식으로 인해 발생하는 건강 질환 의료비가 대략 2.4% 비율로 약 240억 달러'를 차지했다.(13) 이런 연구 결과는 건강상 전체적으로 아주 심각한 상황을 반영한다.

연구 자료를 계속 살펴볼수록 특정한 연령대에서 특정 생활 방식에 따른 양상이 드러난다. 노스웨스턴 대학의 도로시 던랩Dorothy Dunlap 박사(5)가 연구한 결과에 따르면, 60세에는 앉아 있는 시간이 조금만 증가해도 건강이 악화될 가능성이 높았다. 예를 들어 하루에 13시간을 앉아 있는 사람은 12시간을 앉아 있는 사람보다 건강이 악화될 가능성이 50% 더 높았다. 다시 말해서 장시간 앉아 있고 난 후에 앉아 있는 시간이 조금씩 증가하더라도 건강이 악화될 위험은 불균형적으로 발생한다. 또 다른 연구 결과에 따르면, 하루에 16시간 이상 아주 장시간을 앉아 있는 여성들은 폐경기 후에 치명적이든, 그렇지 않든 간에 심혈관 질환이 발생할 가능성이 높았다.(14) 22,518명을 대상으로 연구한 자료를 메타 분석한 결과, 직업상 하루에 5시간 이상을 앉아서 일하는 사람들은 관상동맥 심장 질환이 발생할 위험이 40% 정도가 더 높았다.(15)

일반적으로 하루에 3시간 이상을 앉아 있는 사람은 건강이 악화될 위험이 증가할 수 있고, 하루에 8시간 이상을 앉아 있는 사람은 위험 지대에 들어갈 가능성이 확실히 높다.

나는 장시간 누워 있는 지원자들을 대상으로 실험 연구한 결과에 따라 일정 시간 간격을 두고 규칙적으로 일어나면 장시간 누워 있으면서 발생하는 건강상 부정적인 효과들을 예방할 수 있을 것으로 생각한다.(9) 또한 앉아 있는 동안 일정 시간 간격을 두고 규칙적으로 일어나면 장시간 계속 앉아 있으면서 발생하는 건강상 부정적인 효과들을 예방할 수 있을 것으로 예측할 수 있다. 앉아 있는 자세가 요즘 현대인들 대부분이 너무 많은 시간을 보내는 단계이자 그저 중력 노출 연속체를 따르는 단계라면, 장시간 너무 오래 앉아 있으면서 발생하는 건강상 부정적인 효과들은 인체에 영향을 미치는 중력이 양적으로 다름에도 불구하고, 우주 비행 중에 미세 중력 상태에서 생활하는 우주비행사, 장시간 누워 있는 실험 연구 지원자들, 지구상에서 평범하게 노화하는 사람들에게서 나타나는 현상들과 유사해야 한다(1장의 표1 참조). 이런 점에서 지금 내가 제시할 자료는 실제로 장시간 앉아 있는 사람들을 대상으로 연구한 결과이다.

/ 앉아 있는 생활 방식이 그렇게 치명적일까? /

앉아 있는 시간과 이에 따른 질병의 상관관계를 연구한 사례를 보면, 장시간 앉아 있을수록 실제로 사망률이 높다. 세계 보건 기구에서는 매년 330만 ~ 500만 명 정도가 신체 활동이 부족하여 이로 인해 발생한 질병들로 사망에 이른다고 추정했으며, 사망 원인 가운데 신체 활동 부족이 4위에 올랐다.

볼티모어 노화 종적 관찰 연구(Baltimore Longitudinal Aging Study)

와 국민 건강 영양 조사(National Health and Nutrition Examination Survey)처럼 오래 지속한 실험 연구들은, 1950년 말에 일반적인 사람들의 영양 습관과 노화가 어떻게 연관되어 변화되는지를 알기 위해 처음 시행되었다. 1970년대에는 운동과 운동할 수 있는 체력 정도에 의문점을 두고 이 사안에 주목하기 시작했다. 연구 초기에는 앉아 있는 시간에는 관심이 거의 없었으나, 지금은 앉아 있는 시간에 의문점을 두고서 다시 중점적으로 다루고 있다. 앉아 있는 생활 습관에서 벗어난 실험 연구 참가자들은 습관적으로 앉아 있던 생활 방식을 다시 떠올려보도록 요청받기도 한다. 하지만 메타 분석 기법은 가끔 시행한 연구보다는 일반적으로 좀 더 세심히 관리하여 오래 지속할 수 있는 연구에 유용하다.

예를 들어 18가지 연구를 분석한 결과, 가장 오래 앉아 있는 사람은 가장 짧게 앉아 있는 사람보다 당뇨병이나 심장 질환에 걸릴 가능성이 2배가 더 높았고, 당뇨병으로 건강이 악화될 위험이 112%, 심혈관 질환으로 건강이 악화될 위험이 147% 더 높았으며, 심지어 심혈관 질환으로 사망에 이를 가능성이 90% 더 높았다. 게다가 모든 사망 원인을 살펴볼 때 오래 앉아 있을수록 사망할 가능성이 49% 더 높았다. 이렇듯 모든 사망 원인에서 오래 앉아 있을수록 사망할 가능성이 50% 증가했다는 사실은 누가 봐도 심각하다.

일부 중요한 연구들은 앉아 있는 시간과 사망률의 상관관계나, 앉아 있는 시간과 질병의 상관관계를 예측하여 이에 대한 상황을 설정했다. 초기에는 앉아서 TV를 시청하는 시간에 중점을 두고 이에 따른 건강상 부정적인 영향들을 연구했다. 당시 실험 연구 참가자들에게 앉아 있는 시간보다 앉아서 TV를 시청한 시간을 생각해내도록 요구하기가 더 쉬웠기 때문이다. 2009년 로스앤젤레스 배턴루지에 있는 페닝턴 연구 센터(Pennington Research Center)의 피터 카츠마직Peter Katzmarzyk 박사는 지나치게 장시간 앉아서 TV를 시청하면 심혈관 질환, 암 등에 걸릴 위험이 높고, 대체로 사망에 이를 가능성이 높다고 보고했다.[17]

2012년 록빌에 있는 국립 암 연구소(National Cancer Institute)의 찰스 메튜스Charles Matthews 박사는 공동 연구자들과 함께 50세에서 71세까지의 성인 240,819명을 대상으로 미국국립보건원(NIH)과 미국은퇴자연합(AARP)에서 실행한 〈식생활과 건강 연구 자료(Diet and Health Study)〉를 발표했다.[18] 찰스 메튜스 박사와 공동 연구자들은 실험 연구 참석자들에게 건강상 아무런 증상이 없는 상태에서 연구를 시작하여 이후 8.5년 동안 실험 연구 참석자들에게 발생하는 건강상 변화를 평가했다. 하루에 7시간 이상 TV를 시청하는 등 주로 앉아서 생활하는 사람들은 하루에 한 시간 미만을 앉아 있는 사람보다 모든 사망 원인과 깊이 관련될 뿐 아니라 특히 심혈관 질환으로 사망할 가능성이 가장 높았다. 흥미롭게도 대체로 격렬한 신체 활동은 건강에 별로 도움이 되지 않았다. 내가 앞서 언급한 바 있고 이번 장에서 좀 더 자세히 설명하겠지만, 한 시간 정도 격렬한 운동을 하고 나서 거의 하루 온종일 앉아 있는 사람은 장시간 앉아 있으면서 발생하는 건강상 부정적인 영향들을 막을 수 없다.

베이커 심장 및 당뇨병 연구소의 데이비드 던스턴David Dunstan 박사는 45세 이상의 호주 사람들 20만 명을 대상으로 활동 장치를 이용해 3년에 걸쳐 이들의 건강 변화를 추적 관찰하며 연구에 몰두했다.[19] 이 연구 기간에 연구 대상자들 가운데 5천 명 정도가 사망했다. 사망자 가운데 7% 정도는 사망 원인이 장시간 앉아 있는 생활 방식과 관련이 있었다. 하루에 11시간 이상을 앉아 있는 사람들은 하루에 4시간 미만을 앉아 있는 사람보다 사망할 위험이 40%가 높았다. 또한 하루에 8시간 이상을 앉아 있는 사람들은 사망할 위험이 15% 증가했다. 하지만 나이와 흡연 등 다른 요인들은 사망할 위험에 영향을 거의 미치지 않았다.

/암/

메타 분석을 이용해 여러 번 연구한 결과, 주로 앉아서 생활하면 각종 암에 걸릴 가능성이 증가할 뿐 아니라 사망할 위험도 높았다. 이런 연구 자료들은 주로 앉아 있는 사람들에게 사망 원인으로 각종 암과 더불어 다른 요인들이 공존할 수 있으므로 결과를 도출하는 데에 한계가 있지만, 그래도 연구 자료마다 일관성이 있었다. 여기에는 비만, 당뇨병, 심혈관 질환 등도 포함될 것이다. 2007년 브리지드 린치Brigid Lynch 박사는 캐나다 캘러리에 있는 앨버타 보건 서비스(Alberta Health Services)에서 주로 앉아 있는 생활 방식과 암의 상관관계에 관한 기존 문헌을 포괄적으로 검토했다.[20] 그러면서 앉아 있는 생활 방식이 대장암, 소화관 암, 자궁내막암, 난소암, 유방암, 전립선암 등과 상당히 관련되어 있다는 사실을 밝혀냈다. 독일 레겐스부르크 대학의 미카엘 라이츠만Michael Leitzman과 다니엘라 슈미트Daniela Schmid 박사는 암 사례 7만 건을 검토한 결과, 앉아 있으면 대장암으로 사망할 위험이 24%, 자궁내막암으로 사망할 위험이 32%, 폐암으로 사망할 위험이 21% 증가한다고 주장했다.

또한 일반적인 예상과 달리 "강렬한 운동은 앉아 있으면서 발생하는 건강상 부정적인 영향들을 막을 수 없다…. 심지어 매일 신체 활동을 권장 수준으로 실행한 연구 참가자들도 하루 종일 앉아 있는 사람들과 마찬가지로 건강상 위험에 처했다."고 말했다.[21] 2009년 루이지애나 배턴루지에 있는 페닝턴에서 피터 카츠메릭Peter Katzmaryk 박사가 동료들과 함께 연구한 결과, 암을 포함하여 모든 사망 원인에서 앉아 있는 시간과 사망률 사이에 용량 반응 관계가 있었다.[17] 2014년 세계 보건 기구에서는 감염이나 생활 방식으로 인해 향후 20년에 걸쳐 암이 70% 정도 증가한다고 예측했다. 이렇듯 감염이나 생활 방식으로 인해 암이 증가한다는 사실을 확인하면서 알게 된 아주 흥미로운 사실은, 생활 방식을 제대로 바꾸면 암이 발생할 위험을 최소한 어느 정도 통제할 수 있다는 점이다.

/생식 질환 /

장시간 앉아 있으면 건강상 생식 기능에 장애가 발생할 위험이 증가한다는 사실도 발견되었다. 하루에 7시간 이상을 앉아 있으면 발기부전과 특히 전립선 비대증이 발생할 위험이 높지만, 앉아 있는 시간을 줄이면 앉아 있으면서 발생하는 건강상 부정적인 영향을 막을수 있다는 연구 결과가 있다. 이러한 연구 결과를 가장 확실하게 입증하려면 무엇보다 수많은 실험 연구 참가자들을 추적 관찰해야 한다. 하지만 일반적으로 건강상 유익과 더불어 성생활에도 득이 된다면, 앉아 있는 시간을 줄이려고 노력할 만한 가치가 있지 않을까?

/심혈관 질환 /

운동은 건강상 심혈관 기능을 향상할 수 있는 치료 방법으로 이용되고 있다. 이에 따라 연구원들은 움직이지 않고 장시간 앉아 있으면 심혈관 질환이 발생할 가능성이 높다고 추정했다. 게다가 최근에는 연구 범위를 더욱 확대하여 앉아 있는 시간과 심혈관 질환의 상관관계도 판단했다.

위스콘신 의과 대학의 재클린 쿨린스키Jacquelin Kulinski 박사는 심장 컴퓨터 단층 촬영(CT) 스캔을 하면서 시간에 따라 심장 동맥에 칼슘이 얼마만큼 쌓여 심장 동맥을 좁히고 혈류의 흐름을 방해하는지 추적 관찰했다.[22] 실험 연구 참가자들은 2시간에서 12시간 정도, 평균 5시간을 앉아 있었다. CT 스캔을 하고 가속도계로 심장의 움직임이 측정된 기록을 지켜본 결과, 하루에 앉아 있는 시간을 매일 한 시간씩 늘리면 환자가 운동을 하든 안 하든, 전통 방식으로 심장 질환을 예방하는 치료를 하든, 안 하든 간에 심장 동맥에 칼슘이 쌓여 심장 동맥이 딱딱하게 굳어지는 관상 동맥 석회화가 14% 증가했다.

우주 비행 중에 미세 중력 상태에서 생활하는 우주비행사나 장시간 누워 있는 실험 연구 지원자들과 마찬가지로 너무 오래 앉아 있어도 정맥 내피에 악영향을 미친다. 인디애나 대학의 사우라브 토사Saurabh Thosar 박사가 연구한 결과에 따르면, 앉아 있는 시간이 최소한 1시간에서 3시간 미만이어도 겉으로 드러나 보이는 넙다리 정맥에서 전단력이 감소하고 정맥 내피가 감소했으며, 심근경색, 뇌졸중, 말초 동맥질환 등 죽상 동맥 경화성 심혈관 질환이 발생했다.[23]

게다가 앉은 후 1시간 만에 동맥 확장 정도가 50%나 떨어졌고, 혈관 내 혈류 전달 속도도 감소했다. 흥미롭게도 이런 상황에서 3km/h 속도로 가볍게 산책만 해도 앉아 있으면서 발생하는 건강상 부정적인 효과가 1시간마다 한바탕 회복되거나 예방되었다.

또한 너무 오래 앉아 있으면 또 다른 심혈관 질환인 심장 마비가 발생할 위험이 높다. 캘리포니아의 카이저 퍼머넌트 병원 시스템 (Kaiser Permanente hospital system)에서는 45세 이상의 환자 82,695명을 대상으로 거의 8년에 걸쳐 추적 관찰하여 장시간 앉아 있는 시간과 심장 마비의 상관관계를 분석했다.[24] 그렇게 많은 환자들을 연구한 결과 앉아 있는 시간과 이로 인해 발생하는 심장 마비 사이에 직접적인 상관관계가 드러났다. 하루에 2시간이나 3시간, 5시간을 앉아 있는 환자들은 1,000명당 각자 심장 마비가 3.8건, 5건, 8건 정도 발생하였다. 다시 말해서 앉아 있는 시간이 많을수록 심장 마비가 발생할 위험이 더욱더 높았다.

거의 활동하지 않고 습관적으로 장시간 앉아 있으면, 이 또한 우선적으로 뇌졸중이 발생할 가능성도 높아진다. 이때 중성지방 함량이 높은 식습관 등 건강에 악영향을 미치는 요인들이 앉아 있는 습관과 함께 작용한다면 상승 작용으로 심장 질환에 걸릴 위험이 더더욱 증가할 것이다.

운동하면 전반적으로 심혈관 질환에 걸릴 위험이 줄어들고 체력 수준이 향상되므로, 무엇보다 운동이 중요하다는 것은 분명했다. 하지만 연구를 거듭할수록 운동보다는 매일 한 자리에 오래 앉아 있는 시간을 지속적으로 줄여가는 것이 건강에 훨씬 더 유익할 수 있다는 결과가 사실로 드러났다.

/ 신진대사 /

신진대사는 우리가 섭취한 영양물질 즉, 열량을 체내 세포에서 화학 반응으로 분해하고 합성하여 생명 활동에 쓰는 물질이나 근육을 움직이는 데에 필요한 에너지를 생성하는 작용을 말한다. 근육은 필요에 따라 체내 에너지를 발생시키는 화학 공장이다. 따라서 근육이 움직이거나 수축하지 않으면, 체내 에너지 발생량이 줄어들 것이다. 가장 좋은 예로 움직이지 않고 장시간 가만히 앉아 있으면 근육을 자극하지 않으므로, 근육이 수축하지 않아 체내 에너지가 발생하지 않는다. 이런 상황에서는 신체 일부가 위축되기 시작한다. 그러면 근육에서 필요한 신호를 받지 못한다. 그 결과 단백질 합성이 중단되고, 단백질이 분해되는 속도가 더 빨라져서 결국 근육이 손실된다. 게다가 체내 지방 저장량이 증가하여 근육에 침투한다.

앉아 있으면, 체온을 유지하고 아주 미세하게 움직일 정도로만 에너지를 요구하므로 기초 대사율이 감소한다. 하루 종일 앉아 있거나 누워 있으면 인슐린 저항성이 증가하여 포도당이 근육에 거의 제대로 전달되지 않으므로, 근육은 에너지를 생성하기 위해 지방을 받아들이게 된다. 우리가 섭취한 포도당이나 탄수화물은 인슐린 저항성 검사에 이용된다. 앉아 있는 사람들은 포도당을 섭취한 지 30분 이내에 인슐린 저항성을 측정할 수 있다. 이에 따라 인슐린 저항성, 포노딩 내성, 중성지방이 모두 증가했으나, 공복 인슐린, 포도당, 지질

수치(고밀도 리포 단백질과 저밀도 리포 단백질)가 7일 동안 변하지 않았다.[25]

2012년 질병관리본부(CDC, Centers for Disease Control)에서는 미국에서 2천9백만 명 정도인 제2형 당뇨병 환자 수가 급속도로 증가하고 있다고 추정했다. 제2형 당뇨병은 인슐린 분비 기능이 일부 남아 있지만, 체내 인슐린 분비량이 불충분하거나 감소하면서 상대적으로 인슐린 저항성이 증가하여 발생한다. 다시 말해서 제2형 당뇨병이 발생하면 체내 혈당을 정상 수준으로 유지할 수 없다. 또한 비만인 사람들도 인슐린 저항성이 증가할 수 있다. 따라서 인슐린 저항성을 극복하고 혈당을 거의 정상 수준으로 유지하려면 췌장에서 인슐린을 좀 더 많이 분비해야 할 것이다. 혈당 수치가 정상 수치보다 높고 당뇨병 진단 기준보다 낮은 당뇨병 전증 상태에서도 인슐린 저항성이 증가하여 체내 지방이 더 많이 축적되고 염증도 심각하게 발생한다. 이때 췌장에서는 인슐린을 더 이상 높은 수준으로 분비할 수 없으므로, 결국 인슐린 분비량이 감소하여 체내 혈당 수치가 높아지고 제2형 당뇨병으로 전환된다.

하지만 비만이라 해서 무조건 인슐린 저항성이 증가하지 않으므로, 비만인 사람들이 반드시 당뇨병에 걸리지는 않는다. 유럽의 암과 영양에 대한 전향적 연구 조사(EPIC, European Prospective Investigation into Cancer and Nutrition) 결과에 따르면, 12년 간 유럽에서 920만 명 정도가 사망한 가운데, 활동하지 않아서 발생한 질병으

로 사망한 사람들(67만 6천 명)이 비만으로 사망한 사람들(33만 7천 명)보다 2배 더 많았다.(26)

장시간 앉아 있으면 신진대사가 느려진다. 또한 인슐린 저항성이 증가하여 포도당이 근육에 거의 제대로 전달되지 않으므로 근육에서 에너지를 생성하기 위해 포도당을 이용하지 못하고 지방을 받아들이게 된다. 이뿐만 아니라 건강하고 젊은 남성조차도 장시간 앉아 있으면 체내 에너지를 생성할 능력이 떨어져 근육에서 받아들인 지방을 이용해 에너지를 생성하므로 중성지방이 증가한다.

미주리 대학의 리오넬 베이Lionel Bey와 마크 해밀턴Marc Hamilton 박사가 실험용 쥐를 대상으로 연구한 결과, 활동하지 않으면 혈액 내에 지단백질 지방 분해 효소가 감소하고 중성지방이 축적되었다.(27) 그 뒤에 데이비드 더스턴David Dustan 박사가 동료들과 함께 연구한 결과에서도 장시간 앉아 있는 사람들에게 이와 똑같은 반응이 일어났다.(28) 이러한 반응은 서서히 일어나지 않고, 앉아 있은 지 30분 이내에 중성지방이 증가한다. 하지만 일어서서 몸을 움직이면 이와 반대되는 반응이 일어난다. 이를테면 지단백질 지방 분해 효소의 순환 정도가 즉시 증가하고 인슐린 저항성이 감소한다.

오드리 베르구이난Audrey Bergouignan 박사가 동료들과 함께 연구한 결과에 따르면, 활동하지 않고 장시간 누워 있어도 장시간 앉아 있는 연구 결과와 마찬가지로 고밀도 리포 단백질(HDL, high density lipoproteins, 건강에 '좋은' 콜레스테롤)이 감소하고, 저밀도 리포 단백

질(LDL, low density lipoproteins, 건강에 '나쁜' 콜레스테롤)이 증가했
다.[29] 혹시라도 너무 오래 앉아 있어서 체중이 증가하고 있을까봐
걱정된다면, 걱정만 하고 있어서는 안 된다. 이용되지 않은 지방은
어딘가로 가야 한다. 하지만 이용되지 않은 지방이 피부 아래에만 축
적되는 것은 아니다. 몸을 움직이지 않으면 지방이 뼈에 침투하고,
심지어 더 심하게는 신장과 간에까지 침투하여 신장과 간 기능에 악
영향을 미칠 수 있다. 연구 자료가 너무 초기 단계라서 아직은 확실
하게 연관 짓지 못하지만, 심장 근육에도 지방이 축적될 수 있다.

앉아 있는 시간이 많을수록 근력, 에너지, 근육량, 근육질, 신진대
사 기능 등이 모두 악화된다. 결국 장시간 계속 앉아 있는 사람은 근
육 손실이 점점 더 심해지고 노화된다. 근육이 손실되면, 결과적으
로 이동성, 균형 감각, 조정력, 자립심 등이 떨어지고, 기운도 별로
없어지면서 쇠약해진다. 이로 인해 넘어져서 부상당할 가능성이 높
아진다.

/ 뇌와 인지 기능 /

지금까지는 지나치게 오래 앉아 있으면 신체 건강에 해롭다는 사실
을 여러 방식으로 열거했으나, 정신 건강에 해롭다는 사실도 절대
빠뜨려서는 안 된다. 나머지 신체 부분들과 마찬가지로 뇌에서도 뇌

혈류량에 따라 혈액, 산소, 포도당, 다른 영양분 등이 적절하게 공급된다. 하지만 장시간 앉아 있으면 뇌로 흐르는 혈류량이 감소한다. 그래서 장시간 앉아 있을수록 혈액은 뇌 기능에 꼭 필요한 머리로 이동하지 않고 발 쪽으로 모일 가능성이 높다.

오래 앉아 있을수록 뇌로 흐르는 혈류량이 감소하여 이로 인해 뇌 기능이 점점 악화된다. 그러면 사고, 기억, 수면, 심지어 호흡 등 뇌 기능에 악영향을 미칠 뿐 아니라, 인지 기능에도 심각한 악영향을 줄 수 있다. 생리적 발달이 최고조에 달하는 20세부터는 활동하는 시간이 줄어들고 앉아 있는 시간이 점점 더 많아진다. 누가 봐도 분명한 사실은 장시간 앉아 있을수록 근본적으로 정상이었던 뇌 기능이 조금씩 악화한다는 것이다. 따라서 이제 앉아 있는 시간이 사고, 감정 등을 다루는 뇌 기능과 온전히 연결된다는 사실은 그리 놀라운 일이 아니다.

〈역학과 예방(Epidemiology & Prevention)〉 논문을 발표한 호주의 연구진은 장시간 앉아 있는 시간과 운동 부족이 우울증에 얼마나 악영향을 미치는지 알아보기 위한 연구를 시작했다.[30] 연구진은 몇 년 동안 50세에서 55세까지의 여성 9천 명 정도를 대상으로 생활습관을 분석했다. 이를테면 하루에 7시간 이상을 앉아 있는 여성들은 하루에 4시간 이하를 앉아 있는 여성들보다 우울증에 걸릴 위험이 47% 높았다. 역설적으로 앉아 있는 시간이 증가할수록 우울증에 걸릴 가능성이 높았다. 그야말로 악순환이다. 다른 연구진도 마찬가지로 앉아 있는 시간이 증가할수록 정신건강에 악영향을 미친다는 연구 결과를 발표했다.

영국 연구원에 따르면, 앉아서 컴퓨터를 이용하거나 텔레비전을 시청하며 여가를 보내는 사람들은 행복감이 감소했다. 호주의 공무원 3천 명 이상을 대상으로 연구한 결과에 따르면, 근무하지 않는 시간 동안 얼마나 활동하는지에 상관없이 평일에 6시간 이상을 앉아서 근무하는 사람들은 3시간 미만을 앉아서 근무하는 사람들보다 심리적으로 고통받을 가능성이 훨씬 높았다.(16)

장시간 앉아 있으면 왜 그렇게 정신 건강에 악영향을 미치는 걸까? 미국의 대중심리학 잡지 〈사이콜로지 투데이Psychology Today〉에서는 이런 이유가 의자에 장시간 앉아서 하는 행동과 관련이 있을 수 있다고 주장한다.

그렇다. 장시간 앉아 있으면 정신 건강에 악영향을 미치는 이유가 근본적으로 앉아서 하는 행동과 다소 관련이 있을 수 있다. 앉아서 컴퓨터를 사용하거나 텔레비전을 보는 사람들은 다른 사람들과 감정적으로 교류하지 않고 전자 스크린만 응시할 것이다. 또한 세상 사람들과 지적으로 교류하지 않고 텔레비전으로 방송하는 쇼 프로그램을 아무 생각 없이 보고 있을 수도 있다. 게다가 한 가지 일에 집중하지 않고, 업무 중에 e메일, 개인 문자 메시지, 소셜 미디어, 인터넷 등을 잇달아 이리저리 옮겨 다니며 여러 가지 일을 동시에 처리할 수도 있다.(31)

지나치게 오래 앉아서 컴퓨터를 사용하면 불면증과 우울증이 생길 수 있다. 영국 연구원들이 직장인들 2만5천 명을 대상으로 연구한 결과에 따르면, 컴퓨터 화면 앞에서 장시간 근무하는 직장인들은 우울증, 불안증에 시달리고, 심지어 불면증으로 아침에 마지못해 겨우 일어날 정도였다. 게다가 컴퓨터 화면 앞에 앉아서 하루에 5시간만 근무해도 우울증과 불면증이 생겼다.(32) 주로 앉아서 지내는 생활 방식은 직장인들이 업무를 분석하고 의사 결정을 내리는 데에 지장을 줄 수 있다. 이를테면 업무를 분석하고 의사 결정을 내리는 데에 지장을 주는 요인은 사실상 흡연이나 음주보다 장시간 앉아 있는 생활 방식과 직접 연관되어 있다.

또한 장시간 앉아 있으면 뇌 구조에도 악영향을 미친다. 주로 앉아서 지내는 생활 방식에 따라 가장 일반적으로 신체 건강에 악영향을 미치고, 결과적으로 균형, 조정, 사고 등의 뇌 기능에도 악영향을 미친다. 핀란드 유배스큘래 대학(Jyvaskyla University)의 스포츠와 운동 의학 교수 우토 쿠잘라Utho Kujala 박사는 연구진과 함께 핀란드 인 쌍둥이 10쌍을 대상으로 한 연구를 진행했다. 쌍둥이마다 한 명은 주로 앉아서 지내도록 하고 다른 한 명은 활동을 많이 하도록 하여 생활 방식이 뇌에 미치는 영향을 알아보는 것이었다. 그 연구 결과에 따르면, 쌍둥이 중 주로 앉아서 생활하는 쪽이 활동을 많이 하는 쪽보다 운동 제어와 조정 능력 등에 주로 관여하는 대뇌의 회백질이 줄어들었다. 또한 모든 쌍둥이들에게 건강상 차이가 없는 식품을 선

택하여 유사한 식이요법을 적용했으나, 주로 앉아서 생활하는 쪽이 활동을 많이 하는 쪽보다 지구력이 떨어지고 체지방 비율이 증가하며 인슐린 저항성이 증가했다.(33)

대뇌의 백질은 유수신경섬유로 이루어져 있으며, 뇌 한쪽 부분에서 다른 쪽까지 정보를 전달하는 기능을 한다. 하지만 노화하면서 유수신경섬유의 활동력이 감소하고 뇌 기능이 떨어진다. 따라서 대뇌의 백질이 구조적으로 완전한 상태를 유지하려면, 앉아 있는 시간을 줄이고 신체 활동량을 늘려야 한다.

베이징에 있는 중국 우주비행사 연구훈련센터의 조사 연구팀은 핵자기 공명 현상을 적용한 화학 분석 장치인 자기 공명 영상 장치(MRI)를 이용해 30일 간 침대에 계속 누워 있는 실험 연구 지원자 14명을 대상으로 대뇌의 회백질 변화를 측정했다. 그 결과 대뇌피질 양측 전두엽, 측두엽, 대뇌 측두엽의 우측 해마 등 대뇌의 서로 다른 부위에서도 회백질의 부피가 감소했고, 이와 동시에 백질의 부피가 아주 미세한 정도로 변화했다. 회백질 부위는 행동, 운동, 학습, 기억, 조정 등의 뇌 기능과 밀접하게 연관되어 있는데, 이렇듯 회백질의 부피가 감소하면 조정력 등의 뇌 기능이 떨어지고, 이와 관련하여 백질 부위에서도 변화가 일어날 것이다. 운동과 조정 등의 뇌 기능은 예상한 대로 떨어졌을 테지만, 처음으로 다른 부위에서도 일어나는 변화를 기록하며 뇌 기능 장애가 일어나는 신경 해부학적 증거를 제공했다. 또한 뇌에서 일어나는 변화 과정들을 자세히 살피며,

장시간 앉아 있으면 이러한 변화 과정들에 어떠한 영향을 미치는지도 파악했더니, 놀랍게도 모든 변화 과정들이 아주 신속하게 일어났다.(34)

/균형과 조정 기능 /

뇌 중심부 근처에 위치한 내이는 균형과 조정 기능을 조절한다. 그래서 우리는 내이를 통해 방향과 속도를 느낄 수 있다. 심각한 독감에 걸려 며칠 간 침대에 누워 있는 사람은 침대에서 다시 일어날 때 휘청거릴 정도로 몸이 힘들 것으로 생각할 텐데, 실제로도 그렇다. 위아래가 없는 우주에서 지구로 돌아온 우주비행사들은 그동안 중력이 줄어든 환경에서 생활했으므로 지구에 돌아와서도 균형을 유지하고 신체 동작을 조정하는 기능에 많은 문제가 발생한다. 이와 마찬가지로 7일 간 가만히 누워 있는 실험 연구 지원자들도 다시 일어날 때 건강상 문제들이 생긴다. 자세와 걸음걸이에서도 명백한 문제들이 나타나는데, 평상시보다 발을 더 넓게 벌려 서 있고 좁은 보폭으로 걷는다. 걷는 모습은 마치 겨우 걸음마를 배우는 한 살 아이나 발을 끌며 걷는 노인 같다. 게다가 길모퉁이를 돌 때는 어려움이 따르게 된다. 통로를 기분 좋게 내려가다가 방향을 바꿔 출입구나 또 다른 통로를 통과하는 곳에서 갑자기 벽에 부딪힐 수도 있다. 이와 비슷한 상황이 일어난 적이 있다.

1993년 우주비행사 릭 서포스Rick Searfoss는 7일 동안의 우주 비행을 마치고 지구로 돌아와 균형 검사를 하던 와중에 갑자기 앞쪽으로 쏠리면서 쓰러졌다. 다행히 그 순간 이 상황을 지켜보던 사람들이 잡아줘서 그는 바닥에 몸을 부딪히진 않았다. 이런 상황에서 릭 서포스가 취한 몸짓을 보면, 갑자기 앞쪽으로 쏠리면서 쓰러지는 순간에도 쓰러지지 않으려는 몸놀림이 전혀 없었고 넘어질 것 같다는 소리조차 내지 않았다! 그야말로 두 눈이 번쩍 뜨일 정도로 놀라운 사건이었다. 어떻게 딱 7일 만에, 그것도 아주 단기간에 건강상 급격한 변화가 일어난 걸까? 우리는 릭 서포스가 언제 회복할지 정확히 파악할 수 없었다. 그래도 다행스럽게 릭 서포스는 다른 사람들과 마찬가지로 정상 생활을 다시 시작하게 되었다. 하지만 우리는 앞으로도 우주비행사들이 우주 비행을 하고 지구로 돌아와 균형 검사를 하면서 쓰러지지 않도록 하기 위해 우주비행사 몸에 매는 안전벨트 장치를 개발했다.

/ 치매 /

신체 운동 강도가 높을수록 치매의 초기 증상을 개선할 수 있다고 주장하는 연구 결과도 있으나, 이런 연구 결과는 확실하지 않다. 사실 어떤 연구들은 환자가 생각하고 말하는 내용을 바탕으로 진행되었고, 또 다른 연구들은 환자가 실제로 경험한 내용을 바탕으로 진행되었다. 하지만 연구 과정에서 환자들이 진술한 내용은 일관성 없이 너무 자주 변하였으므로 결정적인 연구 결과에 이르지 못했다.

일리노이 대학 아그니에스카 부르진스카Agnieszka Burzynska 박사는 동료들과 함께 60세에서 80세 성인들을 대상으로 연구하면서 가속도계를 이용해 신체 활동을 7일 간 지속해서 추적 관찰했다. 또한 뇌영상을 촬영하며 백질의 부피가 변화하는 정도를 조사했다. 백질의 부피 변화는 나이 든 사람들에게 거의 똑같이 발생한다. 이 연구 대상자들도 마찬가지다. 조사 연구한 결과에 따르면, 신체 운동 강도가 낮은 사람들은 신체 운동 강도가 높은 사람들보다 백질의 부피가 더 작았다. 하지만 가벼운 신체 활동만이라도 꾸준히 실행한 사람들은 기억, 언어, 시각, 청각 등 중요한 역할을 담당하는 대뇌 측두엽의 백질 부피가 증가했다.

무엇보다 가장 흥미로운 사실은 하루에 30분 간 강도 높은 운동을 하더라도 대부분 시간을 앉아 있으면, 기억과 학습에 가장 중요한 역할을 하는 뇌 부위인 해마의 백질에 부정적인 영향을 미치므로 해마의 백질 부피가 감소했다. 결국 강도 높은 운동은 장시간 앉아 있으면서 발생하는 뇌의 부정적 효과들을 예방하지 못했다.[35]

/ 요통 /

요즘 현대인들은 허리와 엉덩이 부위가 아픈 증상인 요통을 많이 호소하고 있다. 하루 종일 장시간 앉아 있거나, 심지어 한 자리에서 다른 자리로 옮겨 앉아도 요통에 별로 도움이 되지 않는다. 요통이 바로 사망을 초래한다고 주장한다면, 이는 사실과 다르거나 과장이 심한 것이다. 하지만 허리와 엉덩이 부위에 통증을 느낄 때마다 진통제를 복용할수록 일정한 복용 기준이나 한도를 넘어서게 되고, 점점 더 복용량을 늘려야 통증 완화 효과를 높일 수 있다. 또한 양귀비에서 추출한 약물인 오피오이드 진통제는 중독을 유발한다. 게다가 아편에서 추출한 합성 진통제, 스테로이드 주사, 비스테로이드 항염증제 등은 현재 모든 신체 부위의 통증에 믿기 힘들 정도로 엄청나게 쓰이지만, 주로 요통에 쓰인다. 약물로 통증을 해결하지 못한다면, 허리 보조 장치를 착용하거나 수술을 해서 일시적으로 통증을 완화해야 한다. 따라서 요통을 제대로 해결하기 위해서는 근본적으로 장시간 앉아 있는 생활방식을 전면적으로 바꿔야만 한다.

/ 누가 가장 취약할까? /

장시간 가만히 앉아 있으면서 발생하는 건강상 부정적인 효과들에

가장 취약한 사람들은 어린이, 노인, 중환자실(ICU) 환자, 고관절이
나 무릎 수술 등 정형외과 수술을 한 나이 든 환자, 선천적으로 거동
이 불편한 환자들이다. 특히 장시간 앉아 있으면 기초 신진대사 변
화율이 가장 높은 상태로 영향을 미칠 것이다. 이때에는 앉아 있으
면서 발생하는 건강상 부정적인 효과들이 더 분명하게 나타난다.

/ 어린이 /

잠시 동안이라도 어린아이들과 함께 생활해본 사람은 아이들이 에
너지를 놀라울 정도로 많이 가지고 있어서 끊임없이 움직인다는 사
실을 알고 있다. 어린이의 발달 초기 단계인 5세에서 10세까지는 혈
액순환과 신경계 반응 등 신체 내부 기능과 움직임뿐만 아니라, 근
육, 뼈, 신경섬유 등의 성장에도 에너지가 필요하기 때문에, 어린이
의 기초 신진대사는 아주 높은 비율로 변화한다.

　하지만 아이들과 함께 생활하는 어른들은 대개 아이들이 쉬지 않
고 끊임없이 움직이는 상황을 괴롭고 귀찮게 여긴다. 그래서 아이들
이 가만히 있을 수 있도록 텔레비전이나 비디오 게임기로 유혹하여
아이들이 화면 앞에 오래 가만히 앉아 있게 만들고 나서야 한동안
편한 시간을 보낸다.

　미국소아과학회(American Academy of Pediatrics)에서는 오래전부터

"어린이들은 야외놀이, 독서, 취미, 상상력을 이용한 자유 놀이 등을 하며 지내는 것이 무엇보다 중요하다"고 강조하며, 텔레비전이나 컴퓨터를 하루 2시간 미만으로 즐기도록 권장하고 있다. 또한 "2세 미만 영유아는 생후 발달 초기 단계에서 뇌의 발달 속도가 아주 빠르므로, 이 시기에는 텔레비전이나 컴퓨터 화면을 대하지 않고 사람과 직접 소통하며 학습하는 것이 가장 좋다"고 강조한다. 하지만 애석하게도 현실은 어린이들이 하루에 평균 7시간을 텔레비전이나 컴퓨터 화면 앞에 앉아서 오락을 즐기고 있다.

다양한 방식으로 점점 더 많은 연구가 거듭될수록 아이들이 컴퓨터 앞에 앉아 있는 시간이 길수록 건강상 해롭다는 사실이 확연히 드러나고 있다. 버지니아 대학 마크 드 보어Mark de Boer 박사가 샌디에이고 소아학회(Pediatric Society in San Diego)에서 유치원생과 1학년생 11,113명을 대상으로 조사한 결과에 따르면, 2011년에서 2012년까지 하루에 텔레비전을 시청하는 시간이 최소 한 시간은 훨씬 넘었다. 이 어린이들은 텔레비전을 시청하는 시간이 더 적은 어린이들보다 과체중이나 비만일 가능성이 더 높았다. 발레리 스트라우스Valerie Strauss 박사는 다음과 같이 말한다.

교실에서 주로 앉아 있는 어린 학생들을 대상으로 조사한 결과, 대부분이 허리나 복부 등 근력과 몸의 균형 상태가 좋지 않다는 사실이 드러났다. 실제로 다른 몇 학급을 좀 더 조사하여 1980년대 초반의 어린 학생들과 비교해본 결과, 학생들 12명 가운데 딱 한 명만이 허리나 복부 등 근력과 몸의 균형 상태가 정상이었다. 정확히 딱 한 명만! 세상에, 이럴 수가 있을까! 어린이들은 몸을 자주 움직여야 한다![37]

미국 어린이들은 텔레비전이나 컴퓨터 화면 앞에 '가만히 앉아서' 오락을 즐길 수 있으나, 대신에 몸을 움직일 기회가 그만큼 많이 사라진다. 사실 2014년 미국 어린이와 청소년의 신체활동 성적표(United States Report Card on Physical Activity for Children and Youth)에는 주로 앉아서 지내는 생활방식으로 인해 이들 모두에게 D를 주었다. 이 조사 결과에 따르면, 어린이들은 하루에 7시간 이상을 주로 앉아서 생활하고 있었다.[38] 2013년 하버드 보건대학원에서 진행한 여론 조사에 따르면, "전문가들이 일주일에 150분에서 225분 정도 체육 수업을 권장하고 있는데도, 학부모 10명 가운데 거의 7명 정도는 자녀가 학교에서 매일 체육 수업을 받지 않는다고 말한다."[39]

남학생들은 주말에 스포츠나 운동을 하지 않고, 텔레비전이나 컴퓨터 화면 앞에 앉아서 오락을 즐기므로 골밀도가 감소했다. 하지만 여학생들은 남학생들보다 골밀도 감소량이 덜했다. 결과적으로 텔레비전이나 컴퓨터 화면 앞에 앉아 있는 시간은 남학생들이 여학생들보다 더 많았는데, 평균적으로 주중에 매일 4시간, 주말에 매일 5시간 정도였다. 상대적으로 여학생들은 주중에 3시간, 주말에 4시간 정도였다. 남학생들은 일주일에 4시간 정도 경쟁 스포츠를 힘들게 훈련받지만, 결국 골밀도는 감소했다. 다른 연구 조사 결과에 따르면, 컴퓨터 게임을 4시간 이상 즐기는 어린이들은 컴퓨터 게임을 4시간 미만으로 즐기는 어린이들보다 기분 상태가 훨씬 좋지 않았다. 또한 컴퓨터 화면 앞에 앉아 있는 시간이 길어질수록 정서 문제, 불안증, 우울증, 행동 문제 등이 더욱 많이 발생했다.

아침에 인근 학교 교문을 관찰하면, 아이들을 교문 가까이 내려주려고 차들이 길게 줄지어 서 있는 모습을 흔히 볼 수 있다. 일부 학생들은 매일 통학버스를 타고 등교하지만, 통학버스가 운행되지 않는 곳에 사는 학생들은 매일 자가용을 타고 등교한다. 대부분 학부모는 아이가 학교까지 걸어가도록 내버려두지 않으므로, 학교에서 한두 블록 떨어져 가까이 사는 학생들조차도 이전과 달리 사회 분위기상 거의 차를 타고 등교하게 되었다.

일단 등교하면, 어린 학생들은 대체로 학습 분위기 조성을 위해 가만히 있거나, 수업 시간마다 가만히 앉아서 수업에 집중해야 한다. 학교 규칙에 따라 수업 시간이 40분이나 1시간 정도이므로, 똑바로 앉아 있어야 하는 학생들에게는 너무 긴 시간일 수 있다. 그러다 보면 학생들은 지루하거나 따분해서 똑바로 앉아 있지 못하고, 기분도 우울해진다. 요즘에는 당뇨병, 심장질환, 뇌졸중, 비만, 그 외에 다른 건강상 문제 등의 징후를 보이는 학생들도 있다.(40)

신체 활동이 부족하면 국가적 유행병처럼 소아 비만이 상당히 급속하게 확산한다는 사실은 이미 제대로 입증되었다.(37) 2015년 미국 국립 보건원에서는 7세에서 11세 어린이들을 상대로 조사 연구했는데(41) 내분비학회의 〈사실과 수치(Facts and Figures)〉 조사 결과에 따르면, 어린이와 10대 청소년 가운데 거의 17% 정도가 비만이었다. 또한 어린이가 텔레비전이나 컴퓨터 화면 앞에 장시간 앉아 있다면, 이 어린이는 정신 건강에도 위험이 발생할 수 있다.

영국의 한 연구 결과에 따라 텔레비전이나 컴퓨터 화면 앞에 장시간 앉아 있는 어린이는 자존감, 자부심, 행복감 등에 부정적인 영향을 미쳤다. 반면에 세인트 피니안St. Finian 박사는 스코틀랜드 스털링에 있는 한 초등학교에서 학생들의 건강을 개선하고 정신 집중력을 높이기 위해 '수업 사이 휴식 시간에 매일 1.5km를 걷거나 달리기' 프로그램을 도입했다. 그 결과 이 프로그램을 도입한 지 3년 만에 이곳 학생들 가운데 과체중인 학생이 단 한 명도 없다고 주장했다.

일리노이 대학 찰스 힐먼Charles Hillman 박사는 다음과 같이 말했다.

또한 신체 활동량이 많은 어린이는 신체 활동량이 적은 어린이보다 집중력이 더 높아지고 집중하는 시간이 증가했다. 신체 활동량이 적어서 체력이 떨어지면 글 쓰는 작가들도 작업하는 동안 쉬고 싶은 충동에 몸부림치며 집중을 못할 수 있고, 어린이들은 인내심을 갖고 계속 집중해서 과제를 끝마치기 힘들 수 있다. 그래서 특히 어린이들이 주어진 일들을 집중해서 완전히 처리하려면, 일반적으로 몸을 많이 움직여서 신체 활동량을 늘려야 한다…. 주의력 결핍 과다 행동 장애 (ADHD)나 자폐 범주성 장애를 겪고 있는 어린이들이 신체 활동량을 늘리면, 약물을 먹지 않고도 이런 증상들에 긍정적인 효과를 얻을 수 있다.

어쨌든 신체 활동량을 늘리기보다 차라리 앉아 있는 시간을 줄이는 것이 무엇보다 중요하다.

또한 자발적인 활동과 학교에서 체계적으로 수업하는 체육 활동이 전혀 다르다는 사실을 인식하는 것도 중요하다. 신시내티 아동병원 의료센터 스포츠의학과 휴먼 퍼포먼스 연구소(Human Performance Laboratory)의 책임자인 G.D. 마이어스G.D. Myers 박사와 연구팀은 어린 시절에 자연스럽게 습득한 운동 기능이 대단히 중요한데도, 현재 어린이들이 신체활동을 소홀히 하고 있다고 지적하며 실제로 신체 활동을 얼마나 해야 하는지 신체 활동량에 주안점을 둔다. 예를 들어 에어로빅 같은 유산소 운동, 근력 강화 운동, 근지구력 운동, 유연성 운동, 신체 구성 운동 등 격렬한 신체 활동을 보통 하루에 60분 정도 실행한다.(43) 하지만 격렬한 신체 활동은 몸을 자연스럽게 움직이는 방식이 아니다. 이를테면 놀기 좋아하는 사회적 관계에서 즐기며 할 수 있는 신체 기능 발달 운동 같은 질적인 면을 무시하고 운동량에 집중하는 방식이다. 사춘기 이전은 신체 기능 발달 운동을 강화하고 학습하는 데에 중요한 시기이다. 어린 시절에 신체 기능 발달 운동을 하지 않으면, 신체 기능 발달 운동을 조절하여 노년기에 체력을 계속 유지할 수 있도록 발판을 만들어주는 유전적 요인에 영향을 미치지 못할 수 있다.

이런 상황을 극복하려면, 우선 어린이들이 자연스럽게 마음껏 활동할 수 있도록 좋은 장소부터 모색해야 한다. 그런 다음에는 즉석에서 주로 여러 사람이 손을 맞잡거나 어깨에 올라앉는 동작으로 여러 가지 모양을 만드는 텀블링하기, 한 발로 깡충깡충 뛰기, 방향 바꾸기 등 주로 중력을 이용한 놀이를 하거나, 저글링, 옆으로 재주넘기, 자전거 타기, 롤러블레이드 타기, 트램펄린에서 뛰어오르기, 스케이트나 스키 타기 등 균형과 조정을 이용한 놀이를 한다. 이것들은 어린이들이 체육 시간에 따로 배우지 않아도 잘 할 수 있는 활동들이다. 그런데 현재 어린이들에게 권장하는 신체 활동 중에는 근본적인 연구보다 주관적인 편견에 의해 선택된 운동들도 있다. 이제는 이런 잘못된 견해에 이의를 제기하고 어린이들이 자연스럽게 스스로 할 수 있는 운동들을 생각해봐야 한다.

다행히 장시간 앉아 있으면서 30분마다 일어나 3분 정도 제자리에서 걷기 운동을 하는 어린이는 몸을 자주 움직이지 않고 장시간 계속 앉아 있는 어린이보다 혈당과 인슐린 수치를 정상으로 잘 조절할 수 있으므로, 신진대사에 바로 좋은 영향을 미칠 수 있다. 다시 말해 신진대사에 가장 효과적인 핵심 요인은 앉아 있으면서도 자주 일어나 몸을 움직이는 것이다. 3분 미만으로 제자리에서 걷기 운동을 해도 마찬가지로 건강상 효과적일 수 있다. 샌프란시스코 주립대학 에릭 페퍼Eriek Peper 박사는 어린이를 상대로 한 연구 결과에 따라 수업 시간에 강의하면서 30분마다 대학생들을 일으켜 세워 머리 위로 팔을 올려 흔들도록 한 다음, 다시 앉게 한 후 강의를 이어간다. 에릭 페퍼 박사는 장시간 앉아 있어도 이렇게 짧은 시간 간격으로 몸을 움직이면 인지기능이 활발해질 수 있기 때문이라고 말한다.(44)

프랑스에서는 니콜라 사르코지Nicolas Sarkozy 대통령이 자신의 재임 기간(2007년~2012년)에 프랑스 학교에서 선생님이 교실에 들어오고 나갈 때마다 학생들이 자리에서 일어나는 관행을 다시 따르도록 제안했다. 미국 국립 보건원에서 연구한 결과에 따라 앞에서 언급한 내용들을 모두 요약해보면, 이런 관행이 과학적으로 인체 건강에 얼마나 효과적인지 알 수 있다. 러닝머신에서 따로 걸을 필요도 없이, 제자리에서 자주 반복적으로 걷기만 해도 건강에 도움이 된다.

/ 앉아서 일하는 직장인 /

우리는 학교를 졸업하면 직장에 다니게 된다. 요즘 우리가 다니는 직장은 대부분 잠시 휴식을 취하거나, 심지어 몸을 쭉 늘려 기지개를 켤 시간도 없이 장시간 앉아서 일해야 하는 환경이다. 하지만 점점 늘어나는 과학적 증거들을 살펴보면, 직장에서 하루 종일 앉아 있는 사람들은 근무 시간 외에 신체 활동을 하더라도 다발성 만성 질환, 인지 기능과 정신 기능 장애 등 심각한 질환에 걸릴 위험이 증가한다는 것이 사실로 밝혀지고 있다. 앞에서 강조했듯이, 주로 앉아서 근무하는 직업은 1950년 이후로 83%가 증가했고, 현재는 미국의 모든 직업 가운데 43% 정도가 주로 앉아서 근무하는 직업이다. 또한 미국 심장 협회(American Heart Association)에서는 현재 미국에서 정규직에 있는 사람들이 일주일에 47시간 정도를 근무하고 있으므로, 노동 기준량인 일주일에 40시간을 근무하던 관례는 이제 더이상 표준이 아니라고 지적한다.(12) 토요일에는 도보 여행을 하거나 스포츠를 즐기면 어떨까! 세계 보건 기구(WHO)에서는 신체 활동을 하지 않아서 사망한 경우가 사망 요인 가운데 4위를 차지하며, 그 수가 연간 330만 명에서 500만 명 정도가 된다고 추정하고 있다.

직장에서 장시간 앉아 근무하는 사람들은 사무실 책상 위에 째깍거리는 시한폭탄을 두고 일하는 것이나 다름없다. 사무실에서 컴퓨터 화면 앞에 장시간 앉아 있으면, 교실에서 장시간 앉아 있는 상황만큼이나 개인적이든, 조직적이든 노력에 비해 생산성이 떨어질 뿐아니라 무엇보다 건강에 악영향을 미친다. 그래서 요즘 기업들은 이러한 상황에 빠진 직원들을 위해 구내 체육관이나 외부 체육관 회원권을 제공하고, 직원들이 이런 시설에서 운동하며 건강을 관리할 수 있도록 힘쓰고 있다. 아이오와 대학 루카스 카(Lucas Carr) 박사가 연구한 결과에 따르면, 실제로 장시간 앉아서 근무하는 직원들이 몸을 자주 움직일 수 있는 가장 좋은 방법은 직원들이 더욱 편하고 쉽게 활동할 수 있도록 직장 내 환경을 바꾸는 것이었다. 루카스 카 박사는 "하지만 많은 기업들이 일반적으로 가장 건강한 직원들만 이용하도록 값비싼 운동 시설들을 구축하는 방식을 택하고 있다. 건강 상태를 개선해야 하는 사람들은 오히려 구내 운동 시설을 이용할 가능성이 낮다."고 주장한다.(45)

어떤 기업들은 심지어 직원들에게 건강 유지를 점검할 수 있는 만보기나 다른 장치들을 착용하도록 권장하기도 하는 반면, 어떤 기업들은 이런 상황이 직원들의 사생활을 침해한다고 우려한다. 애플 Apple의 최고경영자인 팀 쿡Tim Cooke은 애플 시계를 출시하면서 애플 시계를 착용하면 건강을 살피고 체력 관리를 할 수 있는 등 건강에 유익한 것이 많다고 강조했다가 대중들에게 비난을 받았다. 그런데도 사업 분석가들은 만성 질환 치료비를 줄일 수 있도록 직장인 건강관리 프로그램을 도입해야 한다고 주장한다.

현재 연구 자료에서 권장한 방식대로 직장인들이 직장에서든, 집에서든 되도록 몸을 많이 움직이고, 무엇보다 앉아 있는 동안 올바른 자세를 유지하면서 자세를 자주 바꿔주면 건강에 상당한 도움을 받을 수 있다. 특히 운동을 꺼리는 직원들에게 이렇게 몸을 자주 움직이도록 권장하기 위해서는 직원들이 책상 앞에 올바른 자세로 앉아 일하면서도 자주 움직일 수 있는 환경을 기업에서 제공해 주어야 한다. 또한 기업들은 직장인들이 출퇴근 때에도 자가용, 버스, 기차 등을 타고 장시간 앉아 있다는 사실을 염두에 두어야 한다. 다시 말해서 기업은 직장인들에게 건강상 악영향을 미치는 이 모든 요인을 참고하여 직장인들이 편하게 활동하고 몸을 쉽게 움직일 수 있도록 제대로 된 환경을 마련해주어야 한다는 뜻이다.

재택 근무를 하는 사람은 같은 일을 하더라도 직장에서 근무하는 사람보다 좀 더 자유롭게 일정한 시간 간격으로 일어서서 몸을 움직일 수 있다. 하지만 재택 근무하는 사람이 직장에서 근무하는 사람보다 당연히 덜 앉아 있다는 뜻은 아니다.

자유롭게 스스로 일어날 수 없는 사람들은 어떻게 해야 할까? 신체 건강한 사람도 장시간 앉아 있으면 건강이 점점 나빠지는데, 더군다나 척수손상 환자들은 주로 앉아서 생활하므로 건강이 계속 더 나빠질 수밖에 없는 것일까? 이전에는 의사가 척수손상 환자들에게 일어나 앉아 있으면 정신을 잃을 정도로 어지러움증이 심해지므로 평생 병상에 누워 있어야 한다고 선고하곤 했다.

하지만 20세기 중반 무렵에 와서는 척수손상 환자들이 평생 병상에 누워 있을 필요가 없다는 걸 알게 되었다. 예를 들어 몸이 불편해서 병상에 누워 있는 환자가 수술받고 나서 재활 치료로 건강을 회복하듯이, 척수손상 환자도 누워 있다가 반복적으로 자세를 바꿔 일어나 앉으면 극심한 어지러움증을 점차로 극복할 수 있게 되는 것이다. 게다가 수술받은 후에 재활 치료를 받고서 건강을 회복한다면 의료비도 그만큼 절감된다. 이제 척수손상 환자들은 휠체어에 앉아 있다가도 일어날 수 있다. 이렇듯 척수손상 환자들이 반복적으로 자세를 바꿔 일어나면, 어느 정도 몸을 움직이기 쉬워질 뿐 아니라 신체 건강한 사람들이 자세를 자주 바꿔줌으로써 얻게 되는 건강상의 효과처럼, 건강을 회복할 수도 있다.

먼저 국가에서 의료보험료 인하 정책을 효과적으로 적용하여 직장인들에게 금연을 권장하듯이, 기업에서도 하나의 정책을 마련하면 또 다른 정책에 동기 부여 효과를 가져올 것이다. 하지만 직장인들이 책상 앞에 장시간 앉아 있는 경우에 앉아 있는 시간을 정확하게 측정하는 장치가 없기도 하고, 앉아서 일하다가 자세를 바꿔 일어나는 가장 효과적인 시간 간격에 대해 아직 정확한 결론을 내리지 못했다. 이런 이유들로 기업에서 직장인들이 규칙적으로 움직일 수 있게 하는 정책을 시행하기가 그리 간단하지 않다.

컴퓨터 화면 앞에 장시간 앉아서 근무하는 환경에서는 실제로 앉아 있는 시간을 줄이기가 어렵다. 만보기로는 앉아 있는 시간과 관련된 정보를 알 수 없고, 체육관에서 규칙적으로 운동한다고 해서 장시간 앉아 있으면서 발생하는 건강상 부정적인 문제들을 해결할 수도 없다. 하루에 한 번 체계적으로 운동하면 체력과 지구력을 기르는 데에는 효과가 있을 수 있으나, 운동하지 않는 나머지 시간에는 줄곧 앉아 있으므로 앉아 있으면서 발생하는 건강상 부정적인 문제들을 예방하지 못한다. 따라서 앉아 있는 시간을 정확히 바로 측정하여 장시간 앉아 있는 생활방식에 제대로 변화를 줄 수 있는 장치를 마련해야 한다. 현재 우리가 파악하고 있는 범위 내에서 앉아만 있는 시간을 계속 추적 관찰할 필요가 있을 것이다.

또한 장시간 앉아 있는 직원들이 일정 시간 간격으로 자세를 바꿔 활동할 수 있도록 기업에서 근무 환경을 다시 계획하고 개편해야 한다. 이렇게 근무 환경을 바꿔야 한다는 주장은 처음과 달리 기업들이 자연스레 받아들이고 있고, 구글Google 등 기업 몇 군데에서 실험적으로 근무 환경을 바꾸기 시작하고 있다. 호주 연방은행에서는 사무실에 책상과 유선 전화를 없앴다. 그래서 회의에 참석하려면 회의실까지 계단으로 한 층을 올라가야 한다. 이로 인해 직원들은 언제든지 15분 이상을 앉아 있지 않고 활기가 넘쳐난다. 이런 식으로 근무 환경을 바꿀수록 기업들은 문화적 결속력이 강해지고 운영비도 절감할 수 있다.

기업에서 정한 방침대로 지도자가 먼저 모범을 보이고 지도력을 충실하게 발휘할수록 근무 환경이나 일상적인 업무 수행 방식이 제대로 빨리 바뀔 것이다. 콜로라도 스팀보트 스프링스에 있는 요양원에서 근무 환경과 업무 수행 방식을 주제로 강연하던 중에, 나는 앤 마틴Ann Martin이라는 우아한 여성을 만났다. 앤 마틴은 현재 102세이지만, 1970년대까지 뉴욕 메트라이프MetLife(미국 최대의 생명보험 회사-옮긴이)에서 사장 업무를 도와주는 속기사로 근무했다고 말했다. 그러면서 근무할 당시 업무 방침을 떠올리며 오전 11시와 오후

3시에는 모든 직원들이 일어나 활짝 열린 창문 쪽으로 이동해 몸을 쭉 늘려 기지개를 켜고, 두 팔을 격렬하게 흔들고, 숨을 깊게 들이마시고 내쉰 다음에서야 다시 각자 책상으로 돌아가 일을 시작했다고 설명했다. (그당시 뉴욕 메트라이프 빌딩에서는 창문을 손으로 열고 닫을 수 있었다!) 이런 업무 방침이 별 것 아니게 들릴 수 있으나, 속기사로 일하던 앤 마틴도 사장이 호출하면 하루에도 몇 번씩 일어나서 사장실로 갔다가 다시 자리로 돌아오곤 했다. 또한 직원들은 당연히 자리에서 일어나서 정수기 앞으로 가 물을 마시고 화장실을 가는 등 앉아서 근무하다가도 매일 여러 번을 잠깐씩 일어나서 자연스럽게 움직였다.

강연에 참석한 한 청년이 이런 업무 수행 방식을 듣다가 이의를 제기했다. "직장에서 30분마다 일어나서 움직인다면 해고당할 겁니다." 그의 말에 내가 반문했다. "물을 마실 때 정수기로 가서 마십니까?" "우리 회사에는 정수기가 없습니다. 그래서 저는 책상 위에 물병을 놓아둡니다." 내가 말했다. "그렇다면 물병을 팔 길이보다 좀 더 멀리 떨어진 곳으로 옮겨 놓으세요. 아니면 물을 마시고 싶을 때마다 일어나야 할 정도로 높은 선반 위에 올려놓으세요."

이렇게 자신이 근무하는 환경을 고려해서 업무 수행 방식을 다시 새롭게 구성하면 된다. 직장에서 동료들과 문자 메시지를 이용하지 않고 그들에게 직접 다가가서 정보를 주고받거나 인사를 나누는 등 일상적으로 자연스레 자리에서 일어날 기회를 마련할 수 있다. 사업

코치인 친구가 언젠가 내게 이렇게 말한 적이 있다. "상대방과 전화 통화를 할 때 일어나서 웃으며 말하면, 상대방에게 네 목소리가 더 좋게 들릴 거야." 친구의 조언대로 실천하면 사업은 성공할 수도 있고, 그렇지 않을 수도 있지만 일하는 동안 '앉아 있다가 일어날 기회'를 합리적으로 마련하기에는 딱 좋다.

9년 간 나사에서 근무할 당시, 나는 매일 아침마다 '전체 연구원들을 일어서게 해서 선 채로 10분 간' 회의를 진행했다. 처음에는 여기저기서 불평하고 투덜거렸으나, 이런 형식이 널리 알려지자 따라하는 곳이 많아졌다. 결국 길게 불평을 늘어놓으며 투덜거렸던 연구원들이 하나같이 마음을 열고 10분 간 일어나서 하는 회의에 적극적으로 참여하기 시작했다. 나중에 밝혀진 일이지만, 더불어 모든 연구원의 건강이 확실히 좋아졌다.

캔자스 주립대학 사라 로젠크란츠Sara Rosenkrantz 박사는 나와 마찬가지로, 장시간 앉아서 일하는 근무 환경에서 얼마나 자세를 자주 바꿔 일어나느냐에 따라 양호한 건강 상태를 유지하는 정도가 상당히 달라질 수 있다고 주장한다.[46] 사라 로젠크란츠 박사가 연구에 적용한 인슐린 민감도, 지단백질 지방 분해 효소인 리파아제, 중성지방의 수치 변화는 그 정도가 많든, 적든 모두 유용하고 믿을 만한 표지로서, 앉아 있는 동안 어느 정도 시간 간격으로 얼마나 자주 일어나야만 앉아 있으면서 발생하는 부정적인 효과들을 예방할 수 있는지를 보여준다. 이런 정보는 그저 앉아 있는 총 시간을 기록하는 것보다 훨씬 더 유용하다. 하지만 인슐린 민감도, 지단백질 지방 분해 효소인 리파아제, 중성지방의 수치 변화만 계속 추적 관찰할 수 있는 방법은 아직 없다.

피로도 지수는 앉아 있으면서 일정 시간 간격으로 자주 일어설 때보다 하루 온종일 장시간 앉아 있을 때가 더 증가했다. 장시간 계속 앉아 있으면 등, 허리, 목 근육이 매우 경직되고 급기야 등, 허리, 목에 통증을 느끼는 등 건강상 심각한 질환으로 이어져, 결국에는 합당한 이유 없이 직장에서 결근하는 일이 많아진다. 사무실에서 총 8시간을 앉아서 근무하는 직원들이 앉아서 일하다가 30분 간격으로 일어나는 업무 수행 방식을 실천하면, 비만과 체중 증가 등 장시간 앉아 있으면서 발생하는 부정적인 문제들을 예방할 수 있다. 또한 근육과 관절 통증이 완화되고 집중력과 업무 생산성이 높아진다. 신체 활동 연구소(Physical Activity Lab) 소장이자 학술자료 공동 저자인 에밀리 마일리Emily Mailey 박사도 "장시간 앉아 있으면서도 일정한 시간 간격으로 자주 일어나는 생활방식이 건강에 대단히 중요하다. 직장에서 하루 종일 장시간 앉아서 근무하는 직장인들이 일정한 시간 간격으로 자주 일어나 몸을 움직이고 활동하기를 바란다."라고 말한다.(46) 이러한 시간 간격을 각자 자신의 건강 상태에 맞춰 조정하면 결국 앉아 있으면서 발생하는 건강상 부정적인 문제들을 해결할 수 있을 것이다.

나는 앉아 있다가 일어나는 횟수에 따라 수치가 점점 누적되어 기록될 수 있도록 앉아 있다가 일어나는 수치(ISS, Interrupt Sitting Score)를 나타내는 펀치 카드 같은 앱을 선호한다. 이 앱에서는 얼마나 장시간 앉아 있는지를 알려주면서 다시 일어나서 몸을 움직일 수 있도록 윙 하는 소리를 내며 빨간색과 녹색 불이 함께 깜빡이거나, 생기 넘치는 음악이 흘러나온다. 여기다 전화벨이 울리거나 새로운 e메일을 받을 때마다 벌떡 일어나면 더 좋다. 말 그대로 벌떡 일어나 제자리에서 한번 뛰어오르면 어떨까?

코넬 인간 생태학 대학원(Cornell's College of Human Ecology)의 영양학 조교수 레베카 세긴Rebecca Seguin은 "지금까지는 매일 장시간 앉아 있더라고 적절한 시간 간격으로 신체 활동을 한다면 앉아 있으면서 발생하는 건강상 부정적인 영향들을 예방할 수 있을 것으로 생각해왔다. 하지만 이렇게 신체 활동을 잠깐씩 한다고 해서 실제로는 장시간 앉아 있으면서 발생하는 건강상 부정적인 문제들을 생각보다 그렇게 많이 예방하지는 못한다."라고 주장했다.(47)

미국의 풍자 언론사인 〈어니언(The Onion)〉에서는 '건강 전문가들은 사무실 책상 앞에 앉아 근무하는 직장인들에게 일어나서 사무실을 떠나 제자리로 다시 돌아오지 않기를 권장한다(Health Experts Recommend Standing Up At Desk, Leaving Office, Never Coming Back)'는 제목으로 재미있는 기사를 실으며, 메이요 클리닉에서 다음과 같이 농담조로 조언한 내용을 인용했다.

클라우딘 스팍스Claudine Sparks 박사는 "대다수 미국 직장인들은 하루에 최소 8시간을 사무실 책상 앞에 앉아서 근무한다. 하지만 우리는 책상 앞에 앉아서 근무하다가 일어나서 사무실 밖으로 나가 다시 사무실로 돌아오지 않은 직원들을 상대로 건강상 변화를 관찰 연구한 결과, 이 직장인들은 신체적 건강뿐 아니라 정신적 건강 상태도 상당히 개선되었다."라고 주장했다. 또한 사무실 책상 앞에 장시간 앉아서 근무하던 생활 방식을 그만둔 직원들은 스트레스가 줄어들어 기분이 좋아졌으며, 이런 기분 상태는 하루 중 사무실을 나온 나머지 시간 동안 유지되었고, 심지어 몇 주가 지나도 계속 유지되는 듯했다고 설명했다. 게다가 "우리는 미국 직장인들에게 아주 오랜 시간 맡고 있던 일들을 모두 제쳐두고 실험 삼아 한 시간 동안만이라도 다리를 길게 쭉 뻗으며 사무실을 가로질러 거닐면서 기분이 얼마나 좋아지는지 느껴보도록 권장한다. 이렇게 거닐다보면 거의 즉시 행복감을 느끼고 의욕이 생겨 업무 생산량을 향상시킬 수 있다. 우리는 직장인들이 사원증을 던져버리고 넓은 주차장을 가로질러서 다리를 길게 쭉 뻗으며 거닐면 실제로 혈류 흐름도 향상될 수 있다는 사실을 파악했다."고 강조했다. 덧붙여 미국 직장인들이 장시간 앉아서 근무하는 업무 수행 방식을 어색하게 느끼고 아득한 옛일로 기억할 때까지 계속 점심시간을 이용해 산책하면 건강상 긍

정적인 효과를 극대화할 수 있다고 조언했다.(48)

이런 조언이 약간 극단적으로 들릴 수 있으나, 직장인들을 일으켜 세워 몸을 움직이게 하려면 무엇보다 이렇게 지나치다 싶을 정도로 조언하는 것이 훨씬 낫다. 사람들은 직장에서든, 집에서든 충분히 몸을 움직이지 않는다. 지역사회와 세계 보건학(Community and Global Health)의 전문가이자 메이요 클리닉 공중위생학 교수인 러셀 레웁커Russell Leupker 박사는 "우리 문화는 전체적으로 장시간 앉아서 생활하는 방식이 더욱더 많아졌다. 이제는 장시간 앉아서 생활하는 방식에서 벗어나 신체 활동을 할 수 있는 방식에 주목해야 한다. 직장인들은 점점 더 작아지는 칸막이 안에서 하루 종일 컴퓨터 화면 앞에 앉아 근무하고 있다."고 말했다.(49)

이렇게 생활하는 직장인들은 건강과 행복 지수가 당연히 떨어질 수밖에 없다. 기업에서 사무실 책상 앞에 장시간 앉아서 근무하는 업무 수행 방식을 문제 삼아 재구성한다면 사실 무엇보다 사회적으로도 기업에도 재정적 영향을 미친다.

/ 노인 /

미국에서는 평균수명이 계속 증가하면서 노인들이 신체적으로 독립성을 유지하는 생활이 임상과 공중 보건의 주요 우선순위로 부상했다. 임상과 공중 보건의 주요 우선순위는 노인들이 남에게 신체적으로 도움받지 않고 얼마나 독립적으로 완전하게 활동할 수 있느냐에 따라 달라진다. 거동이 불편한 노인들은 집에서든, 지역 사회에서든 혼자 생활할 가능성이 낮다. 그래서 임상과 공중 보건의 주요 우선순위는 노인들이 혼자 스스로 독립적인 생활을 유지할 수 있는 척도에 따라 결정된다. 결과적으로 노인들은 삶의 질이 떨어질수록 건강이 악화하여 사망할 위험률이 증가하는 위험지대에 더 빨리 들어설 것이다.

사람은 누구나 나이를 먹는다. 생리적 발달이 최고조에 달하는 20대에는 나이를 먹어도 사망할 위험률이 증가하는 위험지대에 들어설 비율을 측정하기 어렵다. 그러나 수십 년 이상 세월이 흐르면 사망할 위험률이 증가하는 위험지대에 접어드는 비율이 명백하게 드러나게 된다. 하지만 주로 건강에 악영향을 미치는 생활방식을 제대로 개선하면, 위험지대에 접어드는 비율을 나이와 상관없이 변화시킬 수 있다. 생활방식에는 식생활, 수면의 질, 스트레스를 다루는 능력, 회복력 등 많은 요인을 포함한다. 아마도 끊임없는 노화 활동에 가장 악영향을 미치는 위험 요인은 매일 장시간 앉아 있어서 활동량이 부족한 생활방식일 것이다. 연구 결과에 따르면 65세 이상인 사람들 가운데 75% 정도가 하루에 8시간 이상을 앉아 있다. 이들은 생활습관이나 생활방식이 퇴직 이후에 어느 정도 달라졌을 수 있다.

아마도 배우자가 사망했거나 또 다른 이유로 혼자 생활하고 있으면서 의무적으로 일어나 다른 사람을 위해 무언가를 해야 하는 상황이 줄어들거나 없어졌을 것이다. 또한 자신보다 훨씬 더 젊은 가족 구성원들과 함께 생활하면서 더는 집안 허드렛일이나 정원 일을 할 필요도 없어졌을 것이다. 그러면서도 가족 구성원들에게 "편하게 쉬어라"라는 말을 자주 듣기도 하고, 혹시나 넘어져서 어딘가 다치지 않을까 하는 염려가 늘 따라다니기도 한다.

나는 강연할 때마다 청중들에게 될 수 있으면 아무 도움 없이 스스로 일어나도록 권장한다. 청중들 가운데 매우 원기 왕성하고 자세가 곧은 80세 여성이 아주 쉽게 자리에서 일어났다. 하지만 강연이 끝날 무렵에서야 이 여성이 보행 보조기를 이용해 일어났다는 사실을 알았다. 그분은 딸 가족과 함께 강연을 들으러 왔고, 딸 가족은 한 층 아래 가족실에서 기다리고 있었다. 그분은 예방 차원에서 밖에서나, 심지어 집에서도 보행 보조기를 이용해 걸어 다녀야 했다. 나는 그분에게 무엇보다 자신감, 균형 감각, 다리 힘 등을 강화해주기 위해 하루 종일 안전한 장소에서 되도록 아무 도움 없이 자주 일어날 것을 권했다. 그런 다음에 가족 전체가 노화 건강 센터에서 검사를 받아 보라고 제안했다.

캘리포니아 풀러턴에 있는 노화 건강 센터(Aging Well Center)의 데브라 로즈Debra Rose 소장은 노화 건강 센터에 들어오는 참가자들의 활동 정도를 평가할 수 있는 검사를 개발했다. 이 검사는 팔걸이가 없는 의자에 수직으로 똑바로 앉아서 바닥에 양쪽 발바닥을 대고 두 팔을 가슴 부위에서 가로질러 교차한 다음 등을 꼿꼿이 세운 채로 타이머를 이용해 30초에 아무 도움 없이 일어나는 횟수를 측정한다. 참가자들의 활동 정도를 아주 선명하게 알아낼 수 있는 검사이다. 평균 횟수는 9회에서 14회 정도 된다. 이때 30초에 24회 이상을 일어날 수 있다면 건강 상태가 아주 양호한 편이다. 하지만 9회 미만이라면 건강 상태가 심각한 편이므로 전문가의 도움을 받아야 한다. 이 검사 방법을 익혀 타이머로 30초를 설정해두고 누구든 운동 삼아 하루에도 수시로 건강 상태를 확인해보기 바란다.

한 친구는 나에게 이 검사를 운동 삼아 일정한 시간 간격으로 실행할수록 정신적, 신체적으로 활력을 되찾아 건강 증진에 큰 효과가 있었다고 강조했다. 나는 나이와 상관없이 모든 사람에게 이 검사를 운동 삼아 자주 실행하도록 권장한다.

또한 은퇴한 후에 집을 팔고 퇴직자 전용 주택지에서 생활하는 노부부들을 많이 만나기도 하는데, 이들 노부부 가운데 일부는 필요에 따라 '지속적으로 관리'해주는 생활 돌봄 서비스를 받기도 한다. 처음에는 다양한 활동에 참여하지만, 친구를 사귈 수 있느냐, 없느냐에 따라 활동에 참여하는 흥미가 차츰 줄어든다. 그러다보면 더더욱 집에만 틀어박혀 주로 앉아서 생활하게 된다.

노화하면서 발생하는 건강상 문제들 가운데 하나는 중심 탄성 동맥(대동맥, 경동맥)의 경직, 혈압 상승, 말초혈관 내피세포의 침식 등,

혈관에 크고 작은 기능 장애가 주로 발생한다는 것이다. 요즘에는 혈관 내피세포 기능 장애가 아테롬성 동맥 경화증, 고혈압 등 혈관 질환 악화에 중대한 영향을 미치고, 신체 기능에도 악영향을 줄 수 있다는 것을 뒷받침하는 연구 논문이 계속 나오고 있다. 또한 혈류와 조직 관류에 미치는 영향과는 별개로 혈관 내피세포에서 생성되는 산화질소도 골격근이 수축할 수 있는 능력을 최적으로 유지하는 데에 중대한 영향을 미친다. 산화질소는 근섬유가 짧은 시간에 더 빨리 최대 절정 수축력에 도달하도록 도와준다. 이와 정반대로 혈관 내피세포에서 생성되는 산화질소가 감소하면 앉아 있는 시간이 3시간 정도이더라도 근력의 세기가 급속히 감소하게 된다. 노화하면 성년개시 당뇨병(제2형 당뇨병)에 걸릴 위험도 증가한다.

뉴욕 시에 있는 엘버트 아인슈타인 의과 대학 니르 바질레이Nir Barzilai 박사가 동료들과 함께 연구한 결과에 따르면, "노화 과정이 일어날수록 성장 호르몬(GH), 인슐린 유사 성장인자-1(IGF-1), 성호르몬 등이 생리학적으로 감소하고, 신체 구성에 변화가 일어나며, 인슐린 저항성이 증가하는 등 신진대사 작용에 악영향을 미친다."(50) 다시 말해 주로 앉아서 생활하는 방식이 이러한 건강상 문제를 일으키는 주요 원인이 된다.

노인들은 앉아 있는 시간이 증가할수록 결과적으로 악순환이 반복된다. 특히 은퇴한 후에는 특별한 시간을 갖고서 일하거나, 자원봉사를 하거나, 운동 수업을 듣거나, 정원을 가꾸거나, 가정 활동을 하거나, 친구들을 만나는 등 활동을 더더욱 많이 해야 하는데도, 이런 모든 활동을 가능한 피하다가 결국에는 활동하기 어려워지거나 전혀 활동할 수 없게 된다. 상황이 더욱 악화하면 발을 헛디뎌 넘어져서 골절상을 입을 수도 있고, 건강상 더는 회복하기 어려워질 수도 있다. 그러다 보면 혼자서 활동할 수 없어 이런 문제를 해결하기 위해 흔히 집을 떠나 요양 시설로 들어가거나 또 다른 가족과 함께 살아야 한다.

　나는 요양원을 여러 군데 방문하며 요양원에서 거주하고 있는 노인들과 이야기를 나누었다. 그런데 요양원마다 색다른 서비스를 제공한다. 요양원 대부분은 시설이 깨끗하고, 직원들이 친절하게 노인들을 배려하며 기꺼이 도와주고, 음식의 질이 훌륭하고, 사교 모임도 하고, 심지어 산책까지 한다. 하지만 요양원에서 생활하는 노인들 대다수는 앉아 있는 시간이 많아지면서 스스로 어찌할 수 없는 무력감을 느끼며 요양원 생활에 흥미가 떨어질 수밖에 없다. 요양원 환경에서는 정서가 메마르고 너무 지나치게 오래 앉아서 생활하게 된다. (일부 요양원에서는 노인들에게 되도록 앉아 있게 하는데, 노인들이 앉아 있으면 넘어질 수 있는 위험한 상황이 발생하지 않고 안전하여 요양원 직원들이 노인들에게 그다지 주의를 기울여 보살피지 않아도 되기 때문이다.) 장시간 앉아 있으면 단조로운 텔레비전 소리만 들을 수 있을 뿐, 그 외에 청각, 미각, 후각, 촉각 등 감각 능력이 떨어지거나 상실된다. 요양원의 이런 환경을 바꾸지 않으면 요양원에서 하루 종일 장시간 앉아 생활하는 노인들은 매일 한결같이 텔레비전 소리만 들으며 노인들 서로 간의 대화나 의사소통이 거의 없어질 것이다. 그러면 노인들은 무엇에든 흥미가 떨어져 우울증으로 이어질 가능성이 높아진다.

우울증에서 치매로 이어지는 시간은 매우 짧다. 장시간 가만히 앉아 있으면 뇌 혈류량이 감소하여 알츠하이머, 파킨슨병, 또 다른 뇌 질환 등에 걸릴 위험이 증가하고 건강상 도움이 되지 않는다. 요양원이나 퇴직자 요양 시설에서 거주하는 노인들은 하루 종일 텔레비전 소리를 그냥 일상 소음으로 듣는 경우가 많다. 요양원에서 생활하는 노인들은 왜 공공의 목적을 가진 사람들이 말하는 체계대로만 움직이려 하는 것일까?

보다 창의적인 서비스를 제공하는 요양원도 있다. 이를테면 콜로라도 스팀보트 스프링스에 있는 도크 워커 요양원(Doak Walker Care Center)은 유치원 바로 옆에 있어서, 유치원 어린이들이 하루에 한 번씩 도크 워커 요양원에 방문하여 그곳에 거주하는 노인들과 서로 대화하며 소통했다. 이로 인해 도크 워커 요양원에서 거주하는 노인들은 유치원 어린이들과 빨리 친해지고, 노인들 간에도 빨리 친해져 사교 모임을 갖게도 되었다. 또한 매일 한 번씩 도크 워커 요양원을 방문하는 유치원 어린이들을 손꼽아 기다리며, 그 어린이들과 자주 만날수록 대화에 더욱 흥미를 느끼고 더욱 빨리 친해졌다. 유치원 어린이들과 도크 워커 요양원에 거주하는 노인들은 매일 한 번씩 만나는 시간을 즐거운 마음으로 기다리고, 서로 만날 때마다 정서적으로 아주 풍요로워졌다. 도크 워커 요양원은 유치원 바로 옆에 위치하여 그곳에 거주하는 노인들에게 창의적인 서비스를 제공했고, 일본에서도 꽤 수년간 성공적으로 운영되었다. 핀란드와 독일에서도 요양원에 거주하는 노인들에게 창의적인 서비스를 제공하기 위해 야외 놀이터를 만들었다.

현지 요양원에서 나는 열정적인 물리치료사와 함께, 요양원에 거주하는 노인들이 건강을 회복해서 어떤 도움도 없이 스스로 활동할 수 있도록 '30분마다 일어나는' 활동을 계획하고, 요양원 경영진에게 이 제안서를 제출했다. 하지만 2주가 지나도록 경영진으로부터 어떠한 의견도 듣지 못했다. 대신에 좀 더 조사하던 가운데 요양원 직원에게 "개인적인 안전을 이유로 요양원에 거주하는 노인들은 아무 도움 없이 일어날 수 없으며, 노인들의 건강 상태를 일대일로 관리할 수 있는 직원도 충분하지 않을 것이다."라는 놀라운 말을 전해 들었다. 요양원에서는 노인들이 독립적으로 활동할 수 있도록 노인들의 건강 상태를 개선하려고 하지 않았다.

사랑하는 사람이 거주하고 있는 요양원을 방문한 가족들은 시설이 깨끗하고 청결한지, 직원이 친절하게 보살펴주는지, 환경과 식사 등 관리가 제대로 되어 있는지를 살펴본다. 그런데 이러한 것들에만 집중할 뿐, 정서가 메마르고 건강에 해로운 영향을 미칠 정도로 하루 종일 장시간 앉아 있어야 하는 환경일 것이라는 데에는 생각이 미치지 못하고 있다. 이런 요양원은 그야말로 가장 중요한 부분을 제쳐두고 한 가지 목적만을 이루려는 시설이다.

하지만 이와 다르게 작고 휴대하기 쉬운 페달 장치를 유용하게 활용하여 노인들이 활동할 수 있도록 서비스를 제공하는 요양원이 있다. 이런 요양원에 거주하는 노인들은 혼자든, 단체로든 앉아서 텔레비전을 시청하는 동안 페달 장치를 발로 밟으면서 체내 에너지를 충분히 공급하고 혈액 순환을 활발하게 하여 혈액을 머리까지 이동시킬 가능성을 높일 수 있다. 보행 보조기는 거동이 불편한 사람이 걸을 때 편리하게 도움을 받을 수 있는 장치이다. 하지만 보행 보조기를 이용하는 사람들은 대부분 습관적으로 보행 보조기에 의존하여 서 있으므로, 결국 구부정한 자세로 서 있게 된다. 결과적으로 구부정한 자세는 건강에 악영향을 미친다.

앞서 말했듯이, 현재 연구 자료들은 일정한 시간 간격으로 얼마나 자주 일어나야 장시간 앉아 있으면서 발생하는 건강상 부정적인 문제들을 예방할 수 있는지 생각만큼 제대로 된 해결 방안을 제시하지 못하고 있다. 게다가 일상생활에서 활동량이 점점 감소할수록 노화 속도가 증가하여 건강이 급격히 악화된다. 하지만 다행히 이러한 건강 상태는 자신을 둘러싸고 있는 중력을 얼마나 잘 이용하느냐에 따라 완전히 달라진다. 하지만 위험을 무릅쓰고 중력을 이용할 필요는 없다. 중력을 제대로 잘 이용하면 활기차고 원기 왕성한 삶을 살 가능성이 높아진다.

그렇다면 중력을 어떻게 이용해야 할까? 방법은 아주 간단하다. 우주 비행 중에 거의 무중력 상태에서 생활하는 우주비행사들은 지구에서보다 신체 나이가 최소 10배 정도 더 빨리 늙는다. 근육이 쇠약해지고 골밀도가 감소하여 넘어지면 더욱더 쉽게 골절되고, 시력, 균형 감각, 피부, 수면의 질, 면역체계 등이 악화된다. 사실 중력 없이 생활하면 건강상 모든 신체 기능이 완전히 악화되므로, 결국 건강상 부정적인 문제들을 모두 나열하는 것은 의미가 없다. 유전학은 주로 신체 기능에 취약하고 가장 심각한 정도로 건강상 부정적인 문제들을 초래할 가능성이 높은 상황을 우선적으로 예상하거나 미리 정하는 역할을 한다.

이와 반대되는 경우를 살펴보자. 100세를 넘겨 장수하는 노인들은 하루 종일 활동하고 특이한 자세를 취하며 몸을 움직이므로, 대체로 자신보다 나이가 적은 '고령자'들보다 훨씬 건강하다.

연구 결과에 따르면 노인들은 강도가 아주 약하더라도 운동을 꾸준히 계속하면 건강에 유익한 효과가 나타났다. 이는 13년 간 63세에서 73세에 해당하는 사람들 12만 명을 추적 관찰하며 대대적으로 연구해온 결과이다. 비교적 잠들기 직전에라도 강도가 약한 운동을 하루에 15분 정도만 짧게 해도 사망률이 22%까지 감소했다. 운동하는 데에 그렇게 많은 시간을 들일 필요는 없다. 일상적으로 하루 종일 자주 활동하는 생활방식이 중요하다.

/마비와 관련된 질환자 /

하반신 마비 증상을 동반한 척수손상은 앉아서 생활할 수밖에 없는 만성 질환에 속한다. 척수손상 환자들은 장시간 앉아 있으면서 기본적으로 다리를 사용하지 않으므로, 장시간 누워 있는 실험 연구 대상자들과 우주 비행 중에 무중력 상태에서 생활하는 우주비행사들과 유사하게 건강상 부정적인 문제들이 발생한다. 물론 우주비행사들은 우주 비행을 마치고 지구로 돌아와서 걸어 다니면 건강을 회복할 수 있으나, 척수손상 환자들 대부분은 건강이 회복될 수 있을 정도에 도달하기까지 심각한 한계에 직면한다. 그래도 우리는 어떤 이유로든 매일 하루 종일 휠체어를 이용해야 하거나 하루 중 일부를 휠체어를 타고 이동해야 하는 환자들에게 도움을 줄 수 있도록, 중력을 이용해 건강에 유익한 효과를 얻을 방안을 모색해야 한다.

휠체어를 이용해야 하는 환자들은 휠체어에 가만히 앉아서 중력을 이용할 수 있거나, 중력을 이용할 수 있을 정도까지만 몸을 움직여 건강상 유익을 얻을 수 있다. 예전에는 하반신 마비 환자들이 일어나려고 하다가 정신이 혼미해져서 기절하는 경향이 있었으므로, 하반신 마비 환자들은 앉아 있을 수도 없다고 판단했고 평생을 반듯이 누워 있어야 했다. 하지만 그럴수록 결국에는 혈액 순환 장애(누워 있는 상태에서 일어나 앉아 있는 자세로 바꾸는 동안 혈압이 떨어지는 저혈압 증상)가 발생했다. 증상의 원인이 자세를 바꿀 때 발생하는 저혈압 때문이라는 것을 알게 되자, 우주 비행을 마치고 지구로 돌아온 우주비행사와 마찬가지로 혈압이 떨어지는 저혈압 증상을 예방할 수 있다는 사실을 확인하게 되었다. 저혈압 반응을 조절하는 감지기가 척수손상 지점 위에 있으므로, 몸에서 이런 자세 변화를 똑같이 감지하고 반응한다. 저혈압 증상을 예방할 수 있다는 사실이 명백해진 덕분에 척수손상 환자들은 삶이 완전히 바뀌었다. 부분적으로 자세를 충분히 바꿔주면 혈액 순환을 개선하여 혈액을 머리까지 이동할 가능성을 높일 수 있다고 추정되므로, 누워 있는 자세에서 끊임없이 자주 일어나 앉을수록 몸에서 자세 변화를 감지하고 반응하여 건강에 유익한 효과를 얻는다.

누워 있는 자세에서 끊임없이 자주 일어나 자세를 바꿀수록 얻을 수 있는 건강상 유익한 효과는 척수손상 환자들뿐만 아니라 많은 다른 건강 질환자들, 심지어 수술을 받고 난 뒤에 재활 치료를 받는 '정상적인 건강'을 가진 환자들에게도 해당된다.

척수손상 환자들이 실천해야 할 다음 단계는 상체 운동을 하는 것이었다. 척수손상 환자들 가운데 일부는 하체에 신경 자극이 결여되어 어쩔 수 없이 하체를 움직이지 못하는 상황에 대처해야 하지만, 상체 운동을 하면 특히 체력과 지구력을 어느 정도 강화할 수 있다. 뛰어난 운동선수들은 휠체어를 타고 경기장의 트랙을 출발하여 숲이나 들판, 언덕 따위를 달리는 장거리 경주인 크로스컨트리 레이스에 참여하거나, 테니스장과 농구장, 심지어 특별히 제작된 의자를 장착하여 스키장에서도 모습을 드러냈다.

'무엇이든 도전한다: 나는 할 수 있다! 그리고 모험에 적응한 다.(Access Anything: I Can Do That! and Adaptive Adventures)'처럼 안 드레아Andrea와 크레이그 케네디Craig Kennedy가 만든 동호회에서는 주 별로 활동하며, 척수손상 환자들이나 다른 행동 장애 환자들이 여행 이나 스포츠처럼 아주 흥미롭고 자극이 되는 활동에 끝없이 참여할 수 있도록 무한한 가능성을 열어두고 있다.

또 한 가지 장래성 있는 발명품은 미시간 주에 본사를 둔 스탠딩 기업에서 제조한 스탠드업 휠체어StandUp Wheelchair이다. 스탠드업 휠 체어는 스스로 일어날 수 없는 사람들이 올바른 자세로 일어나는 것 을 도와주도록 고안되었다. 일정한 시간 간격으로 자세를 바꾸기 위 해서 어떤 사람들은 여전히 도움을 받아야 되지만, 어떤 사람들은 다른 방법으로 하루 중 많은 시간을 바른 자세를 유지하며 훨씬 더 큰 범위에서 중력을 유익하게 사용하고 있다. 이제 우리는 거동이 불편하여 스스로 일어날 수 없는 사람들이 스탠드업 휠체어를 타고 서서 슈퍼마켓 계산대에서 물건 값을 계산하고, 이전에는 접근할 수 없었던 선반에 손이 닿고, 사무실에서 기획 발표를 하거나, 상사와 눈을 마주치며 논의하는 모습들을 볼 수 있게 될 것이다.

DESIGNED
TO
MOVE

2부

몸을 자주
움직여야 건강한
삶을 누린다

4장

직장에서 아무도 알려주지 않는 운동 메커니즘

중력은 행성과 항성이 지탱하도록 우주에 작용하는 힘이다. 지구는 자전축을 중심으로 자전하면서 태양을 중심으로 공전하며, 자전 주기 24시간 가운데 12시간은 햇빛에 노출되어 낮이 생긴다. 이와 반대로 나머지 12시간은 햇빛이 차단되어 어두운 밤이 생긴다. 또한 우리가 사는 지구에서 어느 부분이 햇빛에 노출되느냐에 따라 계절 변화가 생기며, 계절에 따라 낮의 길이와 밤의 길이가 길어지거나 짧아진다. 지구에서는 매일매일 낮과 밤이 일정하게 반복된다. 지구에 햇빛이 차단되어 날이 어두워지면, 우리는 누워서 잠을 잔다. 하지만 지구가 햇빛에 노출되어 날이 밝아지면, 우리는 잠에서 깨어난다. 잠자리에서 일어나면 그때부터는 움직인다. 직장에 나가고, 일어나고, 앉고, 활동한다. 하루 종일 몸을 움직이다가 다시 밤이 되면 다시 누워서 잠을 잔다.

중력에 둘러싸인 지구에서 태어난 우리는 늘 변화하는 지구의 환경에 잘 맞춰 적응하고 진화하면서 살아왔다. 상황에 따라서는 두 발로 똑바로 서서 걸어 다니고, 태양이나 하늘을 향해 손을 뻗거나, 나무 위로 올라가서 잘 익은 과일을 따는 법을 배워야 했다. 무엇보다 중요한 것은 우리가 태어나면서부터 중력을 이용해 몸을 활발하게 움직여 지구 환경 변화에 완벽하게 적응하여 늘 꼿꼿한 자세로 살아갈 수 있도록 학습하고 익히는 것이다. 우리가 중력을 이용하지 않으면 신체 건강에 심각한 문제가 발생할 수 있다. 이를테면 중력이 우리 몸을 아래로 끌어내리고 노화 속도가 빨라지게 하므로, 점점 균형 감각이 떨어지고 움직이기 불편해져서 구부정하게 서 있게 된다. 그러므로 지구에서 중력을 이용해 몸을 자주 움직이는 생활방식이 상당히 중요하다는 사실을 제대로 파악하고 중력을 효과적으로 이용할 방법을 학습하면, 이전에는 어쩔 수 없다고 생각했던 노화를 미리 예방할 수 있다.

/자세와 중력의 관계 /

지구에서 사는 동안 우리는 지구의 중력에 노출되어 있다. 날이 밝은 아침에 일어나거나, 어두운 밤에 잠을 잘 때도 여러 가지 중력의 세기를 경험한다. 그런데 중력의 세기를 경험하는 이유는 중력이 변화하기 때문이 아니다. 중력은 인간과 더불어 모든 사물을 지구 중심을 향해 아래로 끌어당기는 비교적 고정된 단방향의 힘이다. 따라서 중력은 변하지 않는다. 과학자들은 이런 중력을 1G라고 표현한다. 우리가 중력 1G에 얼마나 적응할 수 있을지, 중력 1G 속에서 몸을 얼마나 움직일 수 있을지를 파악하면, 상황에 따라 중력을 어느 정도 많이 혹은 적게 이용해서 우리 몸 상태를 수정할 수 있다.

중력을 이용하는 방법을 이해하기 위해 '폴 댄스'를 생각해보자. 폴 댄스는 술집이나 클럽을 자주 다니는 단골손님들 사이에서 유쾌하게 즐길 수 있는 오락으로 유명해졌다. 폴 댄스라는 용어를 문자 그대로 풀어서 기둥 춤이라는 뜻을 적용하면, 우리가 일상적으로 생활하면서 중력을 이용해 움직이는 모든 동작을 '폴 댄스(기둥 춤)' 동작으로 만들 수 있을 것이다.

우리는 먼지, 식물, 동물 등 지구상에 존재하는 모든 만물을 아래로 끌어당기는 중력의 가상 수직 기둥을 이용해 실제로 폴 댄스 동작을 표현할 수 있다. 중력은 우리가 대기권 밖의 우주 공간에서 떠다니지 않도록 막아준다. 우리는 중력의 이런 가상 수직 기둥을 이용해 폴 댄스를 추면서 중력의 세기를 다양하게 느낄 수 있다. 일어설 때는 머리부터 발끝까지 수직 아래로 중력을 느낀다. 수직 아래로 느끼는 중력의 세기를 Gz라고 표현한다. 앉아 있으면 우리에게 영향을 미치는 중력 Gz의 가상 수직 기둥이 더 짧아지므로, 앉아 있을 때 중력 G_z를 덜 느낀다. 또한 누워 있으면 우리에게 영향을 미치는 중력 G_z의 가상 수직 기둥이 더더욱 짧아지므로, 우리는 누워 있을 때 중력 G_z를 거의 느끼지 못한다. 그 이유는 누워 있을 때는 가슴 쪽으로 중력을 느끼기 때문이다. 누워 있어도 여전히 중력 G를 느끼지만, 우리 몸의 가슴 쪽으로 영향을 미치는 중력의 세기는 상대적으로 달라진다. 이처럼 누워 있을 때 가슴 쪽으로 영향을 미치는 중력의 세기를 G_x라고 표현하는데, 우리가 알고 있는 생리학적 의미는 거의 없다고 보면 된다.

한쪽 방향으로만 작용하는 중력 G는 변하지 않는다. 하지만 우리 몸에 수직 아래로 영향을 미치는 중력 G_z의 세기는 우리가 하루 종일 언제 어떻게 움직이느냐에 따라 다양하게 변한다. 이처럼 우리는 주기적으로 자극을 유발하는 위험한 상황에 신체적으로 즉각 반응하려는 준비상태에서 중력 G_z를 이용하여 신경과 근육 등 신체 체계가 주위 상황에 맞춰 재빨리 반응할 수 있어야 한다.

예를 들어 무언가에 놀라고 불안을 감지할 정도로 위험한 상황에서 달아나야 할 때, 체내 심장이 심하게 빨리 뛰면서 혈액 순환이 빨라져 우리 몸에 필요한 에너지원을 제공한다. 우리가 몸을 움직이면 움직일수록 이렇게 위험한 상황에 즉각 대응하려는 반응은 더더욱 빨라지므로, 다음번에 또다시 위험한 상황을 겪어서 심장이 뛰어야 할 때는 이전만큼 심장이 심하게 빨리 뛰지 않아도 우리 몸에 필요한 에너지원을 제공할 수 있다. 운동 세계에서는 이러한 과정을 건강해진다고 표현한다. 어떤 사람들은 이 같은 반사운동을 예민하게 받아들일 수 있으나, 반사운동은 신경 반응뿐 아니라 우리 몸에서 작용하는 모든 반응에 적용된다. 일부러 반복적으로 훈련하면서 초기 반응을 일으키는 이러한 과정은 모든 신체 체계에 적용될 수 있다. 그야말로 주위 환경에 맞춰 우리 몸을 건강하게 조절하는 과정이다.

하지만 사람들은 대부분 이러한 과정을 스스로 조절해야 한다는 사실을 의식하지 못한다. 그래서 우리가 첫 번째로 해야 할 일은 얼마나 오래 앉아 있는지, 앉아 있는 자세에서 얼마나 자주 일어나는지, 서 있다면 구부정하게 서 있는지, 아니면 똑바로 서 있는지 등 일상적인 습관들을 의식적으로 떠올려보는 것이다. 그리고나서 중력을 이용해 최대한 자주 일어났다가 앉는 것을 습관화할 수 있도록 노력해야 한다. 예를 들어 예전 우리 조상들이 매일 그렇게 했고 개발도상국 사람들이 예나 지금이나 흔히 일상생활에서 그렇게 하듯이, 이젠 우리도 일어났다가 쪼그려 앉았다 다시 일어나는 것을 자주 해야 한다.

우리는 지금껏 중력에 적응해왔으므로, 몸을 움직일 때마다 중력을 거의 느끼지 못한다. 하지만 이렇게 중력에 적응하고 있으면서도 지구 중력 $1Gz$ 속에서 장시간 누워 있거나 앉아 있으면, 우주 비행 중에 우주비행사가 느껴야 하는 중력 Gz의 최소 한계치 이하에도 미치지 못하는 미세 중력 상태에서 생활할 때와 마찬가지로 인체에 영향을 미치는 중력이 줄어들거나 사라진다. 그래서 결국은 우리가 누워 있거나 앉아 있는 자세에서 다시 일어나거나, 우주비행사가 우주 비행을 마치고 지구로 돌아와서야 중력 Gz를 느낄 수 있게 된다. 또한 부상을 당했거나 독감에 걸려 며칠 간 병상에 누워 회복하는 동안에도 인체에 미치는 중력이 줄어든다. 이처럼 장시간 누워있으면 몸이 점점 더 허약해져서 일어날 때 어지러워 균형을 제대로 잡지 못하고 급기야 정신을 잃을 수 있으므로, 이런 상황을 예방하기 위해 장시간 누워 있지 말고 일어나서 일상생활을 해야 한다. 다시 말해 체내 심장이 심하게 더 빨리 뛰면서 혈액 순환이 빨라져 혈액이 머리까지 이동할 수 있도록 누워 있지 말고 일어나서 활동해야한다.

장시간 누워 있으면 방광조차 예전처럼 강하게 조절되지 않을 수있다. 장시간 누워 있거나 앉아 있을 때는 우주 비행 중에 우주비행사가 미세 중력 상태에서 생활할 때와 똑같이 인체에 미치는 중력이 최소로 줄어들거나 사라지는 등, 인체에 부정적인 변화가 발생한다. 특히 중력을 이용해 몸을 움직이면 건강에 이롭지만, 그렇지 않고 그대로 노화 과정이 이루어지도록 내버려 둔다면 노화도 빨리 진행된다. 일단 한번 인체에 중력 결핍 현상이 일어나면 건강상 부정적인 문제들이 발생하기 시작하므로, 이때 다시 똑바로 서서 생활하고 싶은 사람은 처음부터 새롭게 중력 Gz에 적응해서 중력 Gz 속에서 사는 방법부터 다시 배워야 한다.

중력은 우리와 가장 가까운 친구이다. 그래서 우리는 중력을 이용해 몸을 움직이기만 해도 지구상에서 건강한 상태를 유지할 수 있다. 하지만 중력을 이용하지 않고 구부정한 자세로 장시간 앉아 있으면서도 중력을 얼마나 이용하는지 알 수 없을 정도로 아주 가끔 느릿느릿 몸을 움직이거나 거의 움직이지 않는다면, 결국 건강은 고통스럽고 괴로울 만큼 악화될 것이다. 이를테면 직장에서 아주 가끔 휴식 시간을 갖고 하루 종일 회의에 참석하여 장시간 앉아 있으면, 시간이 흐를수록 목이나 등, 허리 통증이 얼마나 심해지는지 누구나 알고 있을 것이다. 현재 어쩔 수 없이 장시간 앉아 있어야 하는 상황에 있다면, 정신적으로나 육체적으로 얼마나 심한 고통을 느낄지 상상해보자. 어쩔 수 없이 장시간 앉아 있어야 하는 상황에서는 벌받는 어린이가 의자에 강제로 앉아 있을 수밖에 없는 것 같은 고문을 받고 있다는 기분이 들 수 있다.

현대인들은 일상적으로 장시간 앉아 있으면서도 이러한 생활방식이 건강에 해롭다는 사실을 잊고 있다. 하지만 수세기 전의 전통 종교에서는 이미 이 같은 사실을 어느 정도 파악했을 수 있다. 여러 예배와 종교 행사에서 대다수 사람들이 무릎을 꿇고 앉았다가 일어나서 고개를 숙이고 허리를 굽혀 절한 다음 다시 일어나 똑바로 서 있는 자세를 순서대로 하나씩 반복해서 얼마나 많이 실행하는지 생각해보라. 또한 이런 자세들을 순서대로 취하는 건 물론이고, 본질적으로 고대 종교적 관행이 드러나는 특정한 방식으로 형성되어 있어 서양에서 매우 유명해진 운동도 있다. 바로 요가다!

요즘 직장인들은 잠에서 깨어난 아침부터 활동해야 하는 낮 동안에 몸을 거의 움직이지 않고 가만히 앉아서 컴퓨터나 휴대폰 등 현대 기기 장치를 이용해 e메일이나 문자메시지를 편리하게 전송한다. 게다가 사무실에서 일을 하든, 도로에서 운전을 하든, 집에서 있든, 건강에 필요한 기본 활동들을 하지 않는다. 거의 움직이지 않는 우리의 몸은 한동안 사용하지 않은 피아노와 같다. 피아노를 꽤 오랫동안 사용하지 않으면 음정이 맞지 않아 다시 조율해야 하듯이 우리 몸도 마찬가지다. 피아니스트가 아무리 건반을 정확히 두드리더라도 한 번 음정이 어긋난 피아노는 이에 반응하지 않는다. 그러면 피아니스트가 의도한 대로 완벽하게 연주할 수 없다.

거의 활동하지 않고 장시간 앉아 있으면 건강에 문제가 발생한다. 3장에서 언급했듯이, 장시간 앉아 있으면 발생하는 건강상 부정적인 문제에는 제2형 당뇨병, 비만, 심혈관 질환, 암, 면역 질환 등 신진대사 장애로만 국한하지 않고, 수면 장애, 균형감 상실, 정서 장애, 인지 장애 등도 포함된다. 예를 들어 데이비드 던스턴David Dunstan 박사가 연구한 결과에 따라 30분에서 60분 정도 앉아 있으면, 혈액 내 중성지방과 혈당의 수치가 증가하면서 신진대사 질환의 초기 징후가 발생한다. 이와 마찬가지로 특히 평상시에 건강하고 혈압이 정상인 운동선수가 한 시간 정도만 누워 있어도 혈압이 낮아져서 다시 일어날 때 정신이 멍할 정도로 어지러울 수 있다.

여하튼 앉아 있으면서 발생하는 건강상 부정적 문제들이 모두 명백하게 입증된 것은 아니다. 하지만 50세에서 70세 미국인 가운데 75% 정도가 하루에 8시간 이상을 앉아 있다. 국립 암 연구소의 찰스 메튜스 박사가 국제 연구팀과 함께 연구 조사한 결과에 따르면 하루에 7시간 이상을 앉아 있는 사람들은 주로 하루에 1시간만 앉아 있는 사람들보다 모든 사망 위험 요인 가운데 특히 심혈관 질환으로 사망할 위험률이 높았다. 또한 45세 이상인 사람들 가운데 40% 정도가 어떤 이유로든 하루에 11시간 이상을 앉아 있으며, 이들은 사망할 위험률이 증가했다. 현재 대다수 사람들은 잠자는 시간보다 앉아 있는 시간이 훨씬 많다. 이처럼 주로 앉아서 생활하면 누구든 건강이 악화되어 사망할 위험률이 증가한다는 것은 명백하게 입증된 바가 있다.

우리가 중력을 얼마나 이용하느냐에 따라 진화, 생리적 발달, 성장, 외모, 신체기능, 건강 상태, 예상 수명 등이 달라진다. 하지만 중력을 이용해 몸을 자주 움직일수록 건강에 유익하다는 점을 등한시한 채로 몸을 움직이지 않고 지나치게 오래 앉아 있으면 건강, 몸을 쉽게 움직일 수 있는 능력, 평생 젊음을 유지할 수 있는 능력 등을 잃게 된다. 이를테면 기본적으로 중력 G를 이용해 몸을 자주 움직일수록 뇌와 척수로 구성된 중추 신경계에 좋은 영향을 미치므로, 앉아 있으면서 발생하는 건강상 부정적인 문제들을 줄일 수 있다. 하지만 소뇌에서 중력 G를 감지하고 몸의 균형을 잡아주는 중추 전정계가 제대로 작용하지 않거나 기능이 손상되면, 나머지 신체 기능은 위축되고 신진대사 작용이 멈출 준비를 하게 된다.

이와 마찬가지로 체내 유체를 밀어내는 유체 시스템도 속도가 감소한다. 혈액 순환이 감소하고 혈관 내 혈액이 이동하는 속도가 감소하면, 혈관 내피는 자극을 받지 않아 약해진다. 또한 혈류량이 감소해서 뇌를 포함해 근육과 뼈 등, 산소와 영양분을 공급해야 하는 곳으로 혈액 내 산소와 영양분이 제대로 운반되지 않으면서 뇌 기능에 악영향을 미친다. 이에 따라 근육과 뼈에 느껴지는 중량감이 줄어들어 신체에 필요한 에너지 생산량이 감소한다. 그러면 혈액 내 중성지방을 분해하는 지단백질 지방 분해 효소인 리파아제가 감소하고, 근육이 포도당을 흡수하고 저장하여 혈액 내 포도당 농도를 낮춰야 하지만 근육 내에 포도당을 원래 상태 그대로 보존하면서 인슐린 저항성이 증가한다.

따라서 자세를 바꾸지 않고 장시간 앉아 있으면, 자세를 바꿀 때마다 작동하는 신호가 나타나지 않아서 중추 전정계(내이의 달팽이관과 반고리관 사이에 있는 부분-옮긴이)에 악영향을 미치므로 움직이면서 느끼는 가속도와 방향 감각이 없어진다. 또한 균형과 신체 조정 기능도 떨어져서 고개가 한쪽으로 기울거나 걸을 때 균형을 잡지 못하고 사지가 마비되는 듯한 모습을 보이게 된다. 이러한 증상은 중력과 방향을 감지하는 능력이 상실되는 감각 상실증과 같다. 이처럼 장시간 앉아 있으면 건강상 부정적인 영향들이 극도로 발생하여 에너지, 신진대사 활동, 혈액순환 등 모든 신체 기능이 멈출 준비를 하면서 자기 보호적인 신호를 보낸다. 과거에 수렵 채집 생활을 했던 우리 조상들이 요즘 현대인들처럼 컴퓨터 앞에 장시간 앉아 있어도 이와 똑같이 건강상 문제들이 발생할 것이다.

/중력과 친해지는 방법 /

우리는 건강을 회복하고 유지하려면, 매일 온종일 반복적으로 중력을 이용해 몸을 자주 움직여 중추 신경계와 전정계를 자극해야 한다. 우리가 몸을 움직일수록 중력 Gz도 직간접적으로 체내의 모든 단일 세포를 밀고 당기며 자동적으로 인체에 영향을 미친다. 무엇보다 이런 자극은 몸을 자주 움직여야 발생한다. 특히 주로 앉아서 생활하는 현대인들이 몸을 자주 움직이면 인체에 영향을 미치는 중력 Gz가 증가해 앉아 있으면서 발생하는 건강상 부정적인 영향들을 자연스럽게 예방할 수 있다. 하지만 이런 건강 비결이 너무 단순해서 오히려 제대로 실천하기가 어렵다. 그래서 사실 이대로 실천하는 사람들은 드물다. 미국 질병관리본부에서 연구 조사한 결과에 따르면 미국인들 가운데 80% 정도가 충분히 활동하지 않거나 기초 운동조차 규칙적으로 하지 않는다.

앉아 있는 자세와 서 있는 자세를 번갈아 바꾸면서 중력과 친해질

수록 신체에 가장 효과적인 단일 신호가 나타난다. 하지만 체육관에서 하는 강도 높은 운동이나 조깅 등의 운동은 아무런 활동을 하지 않고 장시간 앉아 있으면 발생하는 건강상 부정적인 문제들을 예방하지 못하고 단지 근육에서만 에너지를 일으킨다. 조깅이나 강도 높은 운동을 하루에 한 번씩 한다 해도 장시간 앉아 있으면서 발생하는 건강상 부정적인 효과들을 예방할 수 없다고 단언하면, 사람들은 누구나 놀랄 것이다. 그렇다면 결국 운동으로는 심혈관 질환부터 우울증까지 모든 질환을 치료할 수 없다고 이해해야 할까? 낮에 운동을 자주 한다면 장시간 앉아 있으면서 발생하는 건강상 부정적인 문제들을 어느 정도 예방할 수는 있으나, 운동하지 않는 나머지 시간에도 추가적으로 자세를 바꿔 몸을 자주 움직여야 효과가 있으므로, 운동 자체만으로는 장시간 앉아 있으면서 발생하는 건강상 부정적인 문제들을 예방할 수 없다. 뿐만 아니라 운동을 하든, 안 하든 앉아 있는 상태에서 자주 일어나면 장시간 앉아 있으면서 발생하는 건강상 부정적인 효과들을 예방할 수 있다.

1992년, 나는 나흘 동안 계속 누워 있는 실험 대상자들을 상대로 연구한 결과, 장시간 누워 있으면서 발생하는 건강상 부정적인 문제들을 예방할 방법을 알아냈다. 하루에 8시간 정도 잠자는 시간을 제외하고 앉아 있는 상태에서 시간마다 하루에 16번을 일어나는 방식이, 똑같은 조건으로 시간마다 하루에 16번을 걷는 방식보다 건강에 더 효과적이었다. 이런 결과에 누구나 놀라겠지만, 나 역시도 놀랄 수밖에 없었다.

국제 우주 아카데미(International Academy of Astronautics) 만찬회에서 나는 중력을 이용해 노화를 바꿔놓는 내용의 책《중력과 노화의 관계(The G-Connection : Harness Gravity and Reverse Aging)》로 상을 받는 영광을 안았다.(3) 상을 받고 희미한 조명을 받으며 자리로 돌아오는데, 누군가가 내게 다가와 "그 책은 어떤 내용입니까?"라고 물었다. 나는 "오랫동안 건강하게 젊음을 유지할 방법을 설명한 책입니다."라고 대답했다. 그는 "아, 그렇습니까? 그렇다면 오랫동안 건강하게 젊음을 유지하는 방법이 뭡니까?"라고 다시 물었다. 하지만 어리석게도 나는 그가 휠체어를 타고 있다는 사실을 인지하지 못하고, "30분마다 일어나는 겁니다."라고 대답하며 기분 좋게 내 자리로 돌아와 앉았다. 그때 내 옆자리에 앉아 있던 젊은 남성이 내게 "조금 전에 대화했던 저분이 누군지 아십니까?"라고 물었다. 나는 "아니요, 모릅니다."라고 대답했다. 그러자 그는 "저분은 조지 뮐러 George Mueller 씨입니다. 현재 연세가 무려 92세이십니다."라고 설명했다. 나는 나사에서 수년 간 근무했으므로 조지 뮐러가 어떤 인물인지 당연히 알고 있었다. 물론 우주 역사를 잘 알고 있는 사람이라면 조지 뮐러가 아주 젊은 시절 아폴로 프로젝트Apollo Project(1961년부터 1972년까지 진행된 미국의 달 탐사 프로젝트로, 1969년에 아폴로 11호가 최초로 달 착륙에 성공했다 - 옮긴이) 매니저였던 당시에 '아폴로 씨'로 알려졌다는 사실을 기억할 것이다. 내가 좀 더 신중하게 대화했어야 했는데……, 순간 나 자신이 부끄러웠다. 하지만 얼마 안 있어 이 사건을 잊었다.

그 후 석 달이 지나서 당시 내 옆자리에 앉았던 남성에게 전화가 왔다. "아주 놀라운 사실을 전하고 싶어서 연락 드렸습니다. 얼마 전 조지 뮐러 씨께 저녁 식사 초대를 받았는데, 그날 초인종을 눌렀을 때 뮐러 씨가 문을 열어주어 깜짝 놀랐습니다. 뮐러 씨는 휠체어를 타고 있지 않았습니다. 저에게 음료를 건네주며 하신 말씀이 최소한 집에서는 휠체어를 타지 않는다고 합니다!" 나는 너무 놀라서 그 남성에게 "어떻게 된 일입니까?" 하고 물었다. 그는 "제가 뮐러 씨의 부인께 어찌 된 일인지 여쭤봤더니 부인께서 '남편은 30분마다 한 번씩 일어난답니다. 오직 혼자서 그렇게 하기로 결정하고 실천했답니다.'라고 대답했습니다."라고 말했다. 정말이지, 믿기 힘들었다. 30분마다 일어나는 방식이 건강에 어느 정도 도움이 될 수는 있지만, 그렇게 짧은 시간에 극적으로 건강이 호전되리라고는 생각지도 못했다.

이날 이후로 나는 73세에서 92세 사이의 남성 5명과 여성 1명에게 30분마다 일어나는 방식을 적용하여 활동량을 늘리도록 지도했다. 그 결과 이들 6명 모두가 예전보다 더 쉽게 몸을 움직일 정도로 기동성을 향상시키는 데 성공했다. 누구든지 혹시라도 현재 기동성이 떨어져 거동이 불편하다면, 지금 바로 30분마다 일어나는 방식을 실천해볼 가치가 있다. 노화를 성공적으로 이겨내기 위해서는 이

렇게 30분마다 일어나면서 기동성을 유지하는 생활방식이 무엇보다
제일 중요하다.

/ 신체 기능 바로잡기 /

모든 신체 기능과 체내 모든 세포는 주기적으로 계속 변화한다. 체
온 순환, 뇌 전기 활동의 빈번한 진동, 뇌전도, 수면 리듬, 심장 박동,
혈류량과 혈압, 호흡, 위 운동, 침 삼키기, 눈 깜빡이기, 일시적으로
활기 넘치는 호르몬 분비 등이 각자 밤과 낮 동안 하루 주기로 최적
의 상태에서 자주 발생한다.

　누구나 알다시피 시차를 극복하기는 매우 힘들다. 우리는 장시
간 비행기를 타고 해외에 도착하면, 그 나라의 시간에 맞춰 생활해
야 하므로 시차로 인해 신체 리듬이 깨진다. 하지만 대다수 사람들
은 단지 피로하다고만 느낄 뿐 신체 리듬에 얼마나 많은 변화가 일
어나는지 깊이 생각하지 않을 것이다. 신체 리듬에 변화가 일어나는
이유는 그저 비행기 안에서 밤에 잠을 충분히 못 잤기 때문이 아니
다. 밤에 잠을 잔다고 해서 신체 리듬의 변화로 생긴 문제가 모두 해
결되지는 않는다. 대신에 많은 신체 체계가 다시 주기적으로 최적의
상태에서 작용할 수 있도록 신체 기능이 회복되어야 한다. 일부 서
로 관련된 신체 체계가 다시 주기적으로 동시에 작용하고 새로운 환

경에 맞춰 기능을 되찾으면, 모든 신체 기능이 원래 상태로 회복된다. 신체 기능이 모두 체계적으로 동시에 작용할 때 우리는 건강이 회복되고 기분까지 좋아진다. 마치 훌륭한 관현악단이 위대한 지휘자가 이끄는 대로 동시에 연주하는 관현악 합주와 같다.

모든 신체 기능이 환경에 맞춰 제대로 작용하지 않으면 건강하다고 볼 수 없다. 훌륭한 자동차 정비사들은 자동차 엔진에 귀를 기울이고 자동차에 어떤 문제가 발생했는지를 파악하기도 한다. 제대로 정비된 차는 도로 위를 부드럽게 잘 달린다. 사실 우리 몸도 마찬가지다. 모든 신체 기능이 환경에 맞춰 제대로 잘 작용해야 건강한 상태를 유지할 수 있다. 그런데 많은 약을 복용한다고 해서 모든 신체 기능이 제대로 작용할 수 있는 것은 아니다.

신체 기능이 모두 제대로 작용한다는 의미는 위급한 상황이 발생하여 그 상황을 벗어나야 할 때 즉시 감지하고서 위급한 상황에 바로 대처할 수 있다는 뜻이다. 신체 기능이 체계적으로 작용할수록 기초 건강이 계속해서 튼튼하게 다져진다. 이러한 신체 기능을 바로잡을 수 있는 도구가 바로 중력이다. 피아노와 달리 우리 몸은 중력을 이용해야만 신체 기능이 체계적으로 작용한다. 그야말로 중력을 이용해서 몸을 끊임없이 자주 움직여야 한다. 중력 안에서든, 중력밖에서든 몸을 계속 움직이면 신체 기능이 최적의 상태에서 계속 작용할 수 있다.

/노화 연구로 해답을 찾다 /

99세인 내 삼촌 니콜라스Nicolas는 도로를 건너다가 적색 신호등을 무시한 채 달려오는 차에 치였다. 삼촌은 윗다리를 구성하는 뼈인 넓적다리뼈가 부러졌으나, 다행히도 엉덩이는 괜찮았다. 삼촌이 병원 침상에 누운 채로 내게 전화를 걸어 어떻게 해야 할지 물었다. 나는 우선 삼촌에게 되도록 병상에 가만히 누워 있지 말고 자주 일어나라고 대답했다. 그리고는 더 구체적으로 설명했다. 먼저 30분마다 병상 옆으로 두 다리를 내리고 일어선 다음 1분이나 2분이 지나서 다시 눕도록 제안했다. 나중에 삼촌이 퇴원해서 다시 집에 돌아오면, 그때에도 30분마다 한 번씩 일어나라고 조언했다. 삼촌은 다음 날 퇴원했고 내가 처방한 대로 따랐다. 그 결과 부러졌던 삼촌의 넓적다리뼈는 정형외과 의사조차 놀랄 정도로 2주 만에 아물었다.

포르투갈 리스본 대학의 루이스 사르디나Louis Sardinha 박사가 신체 활동 정도가 낮고 신체 활동 권장량에도 미치지 못하는 65세에서 94세 노인들을 대상으로 관찰 연구한 결과에 따르면, 연구 대상자들 가운데 앉아 있다가 일정한 시간 간격으로 일어나서 신체 활동량을 늘린 노인들은 신체 기능이 상대적으로 향상한다. 또한 신체 활동량을 늘려 신체 기능이 제대로 작용하면, 피로감을 많이 느끼지 않고 스스로 안전하게 평범한 일상 생활을 할 수 있다. 연구 결과에 따라 앉아 있다가 좀 더 자주 일어나는 노인들은 좋지 않던 신체 기능이 향상될 수 있을 것이다. 이를테면 자주 일어나면서 활동량을 늘린 노인들은 유산소 용량, 골격근 성능, 유연성, 민첩성, 동적 균형 등 모든 신체 기능이 예상 외로 많이 나아질 수 있다.

반면에 아주 놀라운 사실은 하루에 30분 정도 강도 높은 신체활동을 더할수록 오히려 신체 기능이 더 떨어졌다. 이처럼 노인들을 대상으로 연구한 결과에 따라 명백하게 드러난 사실은 주로 앉아 있는 생활방식에서 벗어나 강도 높은 신체 활동이 아닌 일정한 시간 간격으로 자주 일어나는 방식이 건강에 유익했다.(52)

/ '말단 소립'이 젊음을 유지시킨다 /

노화와 관련하여 완전히 다른 관점에서 또 다른 중요한 연구 결과가 나왔다. 2009년에 노벨 의학상을 받은 샌프란시스코의 캘리포니아 대학 엘리자베스 블랙번Elizabeth Blackburn(53) 박사는 말단 소립이 노화를 결정짓는 역할을 한다는 사실을 발견했다. 말단 소립은 염색체의 끝부분에 있어 세포 분열을 할 때 염색체가 분해되는 것을 막아준다. 또한 말단 소립 길이를 오래 유지할수록 신체의 노화 속도를 늦출 수 있다. 말단소체복원효소는 말단 소립 길이에 영향을 미치는 효소이다. 말단 소립 길이는 주로 심혈관 질환, 인슐린 저항성, 고혈압, 사망 등과 관련된 세포의 노화 과정을 객관적으로 측정 평가할 수 있는 지표인 생체표지자이다. 이를테면 노화, 정서적 스트레스, 각종 질병 등이 발생하여 이와 관련된 세포가 분열할 때마다 말단 소립 길이가 짧아지는데, 이들 세포가 죽을 때까지 짧아지다가 너무 짧아지면 제대로 기능할 수 없어 말단 소립은 결국 사라진다.

남아프리카 공화국 케이프타운 대학의 말콤 콜린스Malcolm Collins 박사가 동료들과 함께 연구한 결과에 따르면, '피로한 운동선수 근육병 증후군(fatigued athlete myopathic syndrome)'(다시 말해서, 운동을 무리할 정도로 지나치게 많이 하여 나타나는 질환)을 진단받은 운동선수들은 그렇지 않은 나이 또래 운동선수들보다 근육에서 말단 소립 길이가 더 짧았다.(54) 이러한 개념에 덧붙여 런던 킹스 칼리지의 린 체르카스Lynn Cherkas 박사가 연구팀과 함께 조사 연구한 결과에 따르면, 여가 활동을 적당하게 할수록 말단 소립 길이가 길어졌다.(55) 게다가 약물 복용량에 의존하는 상황에서도 신체 활동을 더욱 자주 즐길수록 말단 소립의 길이가 더더욱 길어져 건강상 유익함이 증가했다. 이 연구 결과는 일반적으로 신체 활동이 말단 소립 길이를 변화시키는 역할을 한다는 사실에 첫 증거를 제공했다.

메릴랜드 대학의 앤드류 루들로Andrew Ludlow 박사는 동료들과 함께 50세에서 70세 남녀를 대상으로 이들의 활동 정도와 말단 소립 길이의 상관관계를 연구했다. 우선 0~990Kcal, 991~2340Kcal, 2341~3540Kcal, 3540Kcal 이상 등으로 일주일에 운동으로 소비하는 열량에 따라 연구 참여 대상자들을 네 집단으로 나눴다. 실험 연구한 결과, 운동 강도와 말단 소립 길이 사이에는 아무런 상관관계가 없었다. 일주일에 운동으로 소비하는 열량이 991~2340Kcal인 두 번째 집단은 일주일에 운동으로 소비하는 열량이 이들보다 더 낮거나 더 높은 집단보다 말단 소립 길이가 훨씬 더 길었다. 이러한 연구 결과에 따르면, 적당한 수준으로 신체활동을 하는 집단이 강도가 훨씬 높거나 훨씬 낮은 수준으로 신체활동을 하는 집단보다 말초혈액 단핵세포에서 말단 소립 길이가 길어져 말단 소립 길이를 보호하는 데 영향을 미칠 수 있었다. 다시 말해서 최대한 적당한 수준으로 신체활동을 할수록 말단 소립 길이에 최고의 이득이 될 수 있다.(56)

중력을 이용해 몸을 자주 움직이면 건강에 이롭다는 연구는 대부분 메타 분석 연구에 따라 주로 앉아서 생활하는 총 시간으로 다루지 말아야 한다. 대신에 앉아 있다가 일정한 시간 간격으로 일어나며 자세를 자주 바꿔주는 방식으로, 자세를 바꾸기 전에 앉아 있는 시간을 측정해야 한다. 나와 데이비드 더스턴 박사가 연구한 결과에 따르면,(28, 29) 이처럼 자세를 바꾸기 전에 앉아 있는 시간은 어디에서든 30분 미만이 건강에 최상으로 유익하며, 최대 1시간에서 2시간 정도가 그나마 건강에 최소한으로 악영향을 미친다. 주로 앉아서 생활하는 방식에서 얼마나 자주 일어나며 자세를 바꿔야 할지, 자세를 바꾸기 전에 똑바로 앉아 있는 시간을 얼마로 정해야 건강에 최상으로 유익할지에 관한 문제는 여전히 해결해야 할 숙제로 남아 있다.

/ 건강에 좋은 네 가지 습관 /

앉아 있다가 어느 정도 시간 간격으로 자세를 바꿔 일어나야 건강에 가장 유익할지에 관한 정보 가운데 잘못 알려진 부분들은 바로잡아야 한다. 국립심장협회와 같은 국가 보건 기구의 권고사항과 정부의 권고사항들은 운동을 해야 한다는 생각을 강하게 주입하면서도, 어떤 식으로 운동해야 하는지는 좀처럼 연구하거나 논의하지 않는다. 그렇다면 운동을 덜 하거나 강도가 약한 운동을 하면 건강이 좋아지기 어려울 것이라고 생각하는가?

모든 상황에 누구에게나 적합한 운동은 없다. 그런데 인기 있는 건강 잡지는 근육질인 젊은 사람들이 일상적으로 운동하는 모습을 가득 담고 있다. 그러면서 현대인들은 항상 노력한 만큼 최대한 효과를 얻어야 하므로, 운동 방식을 어느 정도 따라 하면 이들처럼 근육질의 몸매를 뽐낼 수 있을 거라고 주입하며 최소한의 시간만 투자해도 확실히 효과를 볼 수 있을 거라고 주장한다. 그러나 급속도로 발전하는 요즘 세상에서 수백만 년에 걸쳐 진화해온 인간 생리학은 현재 충격 상태에 빠져 있다.

주로 앉아서 생활하는 방식이 자연스럽게 느껴질 수 있으나, 이제는 확실히 앉아 있는 자세에서 일정한 시간 간격으로 일어나 자세를 자주 바꿔주어야 한다. 하지만 오늘날 모두가 앉아서 생활해야 하는 환경에서는 일정한 시간 간격으로 자주 일어나기가 매우 힘들 수 있다. 그래도 계속 앉아 있으면 발생하는 건강상 부정적인 문제들을 예방할 수 있는 방안들이 있다는 좋은 소식이 들려온다. 이러한 방안들은 일상생활에 적용하기에 그다지 어렵지 않다. 다만 평소 생활 습관을 스스로 점검하고 고쳐야 할 부분을 조금이라도 인식하는 것이 중요하다. 무엇보다도 이러한 좋은 소식을 앉아서 듣지 말자!

주로 앉아서 일하거나 생활하는 사람들 모두에게 똑같이 적용되지는 않겠지만, 그래도 그런 환경에서 생활하는 사람들에게 발생하는 건강상 부정적인 문제들을 해결하는 방법들은 다음과 같다.

- 일어나기
- 앉아 있는 총 시간 줄이기
- 운동하기
- 앉아 있다가 중간중간 일어나기

앉아 있을 때 건강에 유익하도록 우리가 할 수 있는 방식과 할 수 없는 방식은 무엇일까? 건강을 회복하려면, 장시간 앉아 있기보다는 되도록 자세를 자주 바꿔 일어나야 한다는 사실을 계속 인식해야 한다. 그런 인식 하에 주로 앉아 있는 생활 습관을 점점 적극적으로 바꿔야 한다. 그러면 결국에는 이전보다 매일 활동량이 증가하고 자연스럽게 몸을 움직이면서 양호한 건강 상태를 유지하게 되고 기분까지 좋아질 것이다.

일어나기

앉아 있는 자세의 반대는 분명 서 있는 자세일 것이다. 그러므로 앞서 언급했듯이 건강한 상태를 유지하기 위해서는 앉아 있는 시간을 줄이고 서 있는 시간을 좀 더 늘려야 한다. 이에 따라 결국에는 일어나서 업무를 처리할 수 있도록 선반이 높은 컴퓨터용 책상과 높이가 조절되는 의자 등, 서서도 작업이 가능한 상품들이 기발하고 다양한 방식으로 제작되었다.

경비원, 판매원, 간호사, 각종 공장 노동자 등 직업상 장시간 앉아서 일해야 하는 사람들은 서서 일하면 고통스럽다고 말할 것이다. 그런데도 장시간 계속 앉아 있으면 사람마다 정도는 다르지만 심한 요통, 목 통증, 좌골 신경통, 어깨 통증, 발 질환, 발이 부어오른 증상, 무릎 통증, 혈전 같은 혈액순환 장애, 정신을 잃을 정도로 어지러운 현기증 등 건강상 부정적인 문제들이 발생한다. 또한 장시간 가만히 앉아 있는 자세와 마찬가지로 몸을 움직이지 않고 장시간 가만히 서 있는 자세도 건강상 부정적인 문제들이 발생하므로 되도록 피해야 한다.

하지만 서 있는 자세는 앉아 있는 자세와 다른 점이 있다. 이를테면 대부분 흔히 서서 자유롭게 걸어 다니다가 발과 다리가 아프고 피곤하면 앉아서 쉬기도 한다. 다시 말해서 서 있는 자세는 앉아 있는 자세보다 좀 더 자연스럽고 쉽게 자세를 바꿀 수 있다. 이에 반해서 앉아 있는 자세는 한 번 앉으면 온전히 장시간 그대로 앉아 있게 된다. 그러다가 앉아 있는 시간이 누적되어 길어질수록 어떤 도움 없이 일어서기가 더욱 힘들어진다. 물론 서 있는 자세와 앉아 있는 자세 모두 일상생활에서 없어서는 안 될 활동들이다. 하지만 문제는 현대 사회가 장시간 앉아 있어야 하는 환경에 너무 치우쳐 있고, 더군다나 요즘 현대인들이 장시간 앉아 있기를 너무나 좋아한다는 것이다.

장시간 계속 앉아 있어야 하는 장소에서도 적절하게 일어날 수 있도록 다양한 신기술 제품들이 나오므로 건강을 회복할 해결책을 찾는 데에 반쯤은 성공했다고 볼 수 있다. 제조사들은 앉지 않고 서서 작업할 수 있는 입식 책상과 러닝머신 앞에 책상을 달아 놓은 러닝머신 책상 등을 출시했다. 하지만 러닝머신 앞에 책상을 덧붙인 러닝머신 책상의 효과는 명백히 드러나지 않았다. 현재 상황으로는 유산소 운동이 장시간 앉아 있으면서 발생하는 부정적인 문제들을 개선할 수 있다고 보고 있지 않기 때문이다. 게다가 러닝머신 책상은 부피가 커서 옮기기도 힘들고 값도 비싸다. 또한 러닝머신 책상에서 작업하는 사람들은 집중이 잘 안 되고 산만하게 느껴질 것이다.

러닝머신 책상과 마찬가지로 자전거나 페달을 밟는 장치 등을 덧붙인 각종 책상도 개발되었다. 이러한 책상에서 운동하면 열량을 어느 정도 태울 수 있고 심지어 단시간에 혈액 순환을 개선할 수도 있으나, 장시간 앉아 있으면서 발생하는 건강상 부정적인 문제들을 예방하는 데에는 별로 도움이 되지 않는다.

대신에 사무실 작업 환경을 바꾸는 기업이 증가하면서, 제조사들은 대부분 기술적인 면을 개선하여 좀 더 가볍고 다용도로 사용할 수 있는 제품들을 생산했다. 이런 제품들이 건강에 얼마나 효과적인지는 거의 판명되지 않았으나, 자세를 쉽게 바꿀 수 있도록 제작되었으므로 제품 구상으로는 성공할 가능성이 높다. 이를테면 앉아 있다가 주기적으로 반복해서 의자 높이를 올릴 수 있고, 일어나서도 의자 끝에 걸터앉을 수 있게 제작된 의자는 전망성이 밝다.

서 있는 자세는 앉아 있는 자세보다 생산성, 호흡률, 반응성, 조심성 등이 더 증가한다는 연구 결과들이 많다. 텍사스 A&M 인체 공학 센터(Texas A & M ergonomics center)의 마크 벤덴Mark Benden 박사가 연구한 결과에 따르면, 서 있을 때 열량을 많이 태우고 앉아 있을 때 열량을 적게 태운다.(57) 또한 앉아 있으면 인지 능력이 떨어지지만, 서 있으면 인지 능력이 향상하여 생산성이 더 좋아진다. 그렇다 하더라도 30분 정도 계속 앉아 있거나 서 있으면 정신적 피로도가 증가하기 시작하여 5시간 이상을 앉아 있거나 서 있으면 정신적 피로도가 확실히 극에 달한다.

어떻게, 얼마나 서 있느냐에 따라 달라질 수도 있으나, 서 있으면 앉아 있으면서 발생하는 건강상 부정적인 문제들을 줄일 수 있다. 하지만 구부정한 자세로 서 있으면 요통과 목 통증이 증가하고 발과 다리에 질환이 발생한다. 이럴 경우에 한쪽 다리를 옮기고 나서 다른 한쪽 다리를 옮길 수 있도록 발 지지대를 이용하거나, 어린이용

입식 책상으로 제작된 팔걸이 지지대를 이용하면 통증들이 완화된다. 또한 일어나서 기대거나 앉아서 쉴 수 있도록 지지대에 높은 의자를 결합하기도 한다. 움직이지 않고 가만히 서 있다가도 주기적으로 다양하게 움직일수록 혈액 순환이 더 좋아지고, 앉아 있을 때와는 달리 체중을 어느 정도 재분배할 수도 있다.

몸의 균형을 잡을 수 있도록 도와주는 균형 보드에 선 채로 입식 책상에서 작업하면 건강에 유익한 점이 있긴 하지만, 러닝머신 책상과 마찬가지로 집중이 잘 안 되고 산만하게 느껴질 수 있다. 그래서 내가 가장 유용하다고 느끼는 도구는 몸의 흔들림 조절이 가능한 '액티브 오피스 보드active office board'이다. 대략 5cm 높이인 발판 위에 올라서서 매직테이프(주로 '찍찍이'로 불린다–옮긴이) 스트랩을 꽉 조여 몸의 흔들림 정도를 감소시키거나 매직테이프 스트랩을 느슨하게 풀어서 몸의 흔들림 정도를 증가시켜 몸의 움직임 정도를 조절할 수 있다. 바닥에 서 있지 않고 액티브 오피스 보드 위에 서 있으면서 매직테이프 스트랩으로 몸이 전혀 흔들리지 않게 조절하든, 몸이 약간 흔들리게 조절하든 자기 능력에 맞춰 몸이 흔들리는 정도를 조절한다. 균형 감각을 잃거나 집중력을 잃고 산만해지지 않도록 발의 위치 감각과 균형 감각을 약간 자극할 정도로 흔들림을 맞춘다. 이렇게 몸이 약간 흔들리면 발 통증뿐 아니라 요통도 완화될 것이다. 액티브 오피스 보드 위에 올라서면서 책상 높이도 추가적으로 조절할 수 있다.

얼마나 장시간 앉아 있고, 장시간 앉아 있으면서 얼마나 자주 일어나야 하는지를 인식하는 사람들이 증가할수록 값이 별로 비싸지 않고 사용 기술이 그다지 필요하지 않으면서 건강에 유용한 제품들이 많아진다. 또 직장에서 고용주는 직원들이 건강 프로그램에 참여하도록 권장하여 그들이 평소 장시간 동안 계속 앉아 있다는 인식을 제대로 할 수 있도록 훈련할 수 있다. 또한 앉아 있다가 일어나야 할 때가 되면 소리를 내어 알려주는 버저, 알람, 앱 알림 메시지 등 많은 신호 장치를 이용할 수도 있다.

멜버른에 있는 베이커 심장 및 당뇨병 연구소에서 사무직원 44명과 20세에서 65세 사이 근로자들을 대상으로 다중 요소 접근법을 이용하여 실험 연구한 결과, 직장에서 앉아 있는 총 시간을 감소시키는 데 성공했다.[28] 다중 요소 접근법을 이용한 실험 연구에는 높이를 조절할 수 있는 책상, 근로자 교육, 관리자가 근로자에게 보내는 관리자 e메일 상담, 전화 지원 상담과 더불어 대면 상담, 앉아 있다가 일어나는 활동 시간을 추적 관찰할 수 있는 장치 등을 실험 연구 대상자들에게 적용했다. 실험 연구 대상자들은 추적 관찰할 수 있는 활동 장치를 처음에는 기본적으로 7일 간 착용하고, 그다음에는 실험 연구가 끝날 때까지 3개월 간 착용했다. 실험 연구를 시작하기 전에는 실험 연구 대상자들 모두 하루에 8시간을 근무했고, 일주일 동안 하루 근무시간 가운데 6.1시간을 앉아 있었다. 하지만 3개월이 끝날 무렵에 다중 요소 접근법을 적용한 실험 연구 대상 집단은 직장에서 하루 근무시간 동안 앉아 있는 총 시간이 무려 4.30시간으로 감소했고, 높이를 조절할 수 있는 책상만 적용한 집단은 하루 근무시간 동안 앉아 있는 총 시간이 5.6시간으로 감소했다. 두 집단 모두 근무하는 날 같은 시간에 앉아 있었는지, 혹은 앉아 있다가 일어나서 활동했는지에 관한 정보는 명확하지 않지만, 결국 두 집단 모두 근무시간 가운데 앉아 있는 총 시간이 상당히 줄었다.

이런 실험 연구는 결과적으로 근무시간에도 자주 일어나서 앉아 있는 총 시간을 줄이라고 권장하고 있다. 높이를 조절할 수 있는 책상은 일반적으로 사용하기에 편리하고 괜찮은 듯하다. 더구나 책상 높이를 올렸다가 내리면서 자연스럽게 몸도 책상 높이에 따라 움직이므로 앉아 있는 총 시간을 줄이는 데 더욱 좋다. 이 실험 연구에서는 높이를 조절할 수 있는 책상을 개인적으로 자신의 상황에 맞춰 좀 더 자유롭게 이용할 수 있으므로, 직원들에게 적용하기에는 높이를 조절할 수 있는 책상이 가장 편리하고 유익한 요소인 것 같다.

직장에서 이런 건강 프로그램의 가치를 높이기 위한 다음 단계로는 직원들이 높이를 조절할 수 있는 책상을 얼마나 자주 이용하고, 얼마나 오랫동안 똑바로 서 있어야 하는지를 확실하게 결정해야 한다. 그래서 결정한 정보를 직원들 모두에게 똑같이 적용하거나, 직원에 따라 구체적으로 다르게 적용할 수 있다. 그런 다음에는 건강 프로그램 개선을 위해 직원들의 정확한 정보나 의견을 반영하여 언제라도 새로 반영한 정보를 직원 모두에게 적용하거나 직원에 따라 구체적으로 다르게 적용할 수도 있다. 높이를 조절할 수 있는 책상을 이용하면서 건강 측정 정도가 한도를 초과하면, 앉아 있다가 일어나야 할 때 소리를 내어 알려주는 버저, 알람, 앱 알림 메시지 등 많은 신호 장치들을 개발하여 적용할 것이다.

전 세계적으로 기술 문명을 더욱 발전시키려는 열정은 끝날 것 같지 않다. 이러한 상황에서 우리는 중력을 이용해 몸을 자주 움직여 건강을 유지하는 목표를 달성할 수 있도록 앞으로의 미래를 현명하게 구상해야 한다. 또 한편으로는 상호 보완적으로 활동을 탐지하는 기술을 갖춰나가야 한다. 예를 들어 높이를 조절할 수 있는 입식 책상에 한 가지 기술을 보완하여 자세뿐 아니라 장시간 앉아 있는 시간을 감지하도록 다르마 활력 징후 모니터링 쿠션(Darma pillow)을 장착해야 할 것이다. 활력 징후 모니터링 쿠션은 앉아 있다가 일어나야 할 때가 되면 소리를 내 알려주는 스마트폰 앱 알림 서비스를 제공하면서 일어나는 자세까지 지도한다. 스마트무브SmartMove라는 또 다른 신기술은 몸의 움직임을 탐지하는 기기인데, 신발 깔창에 장착한 뒤 몸을 움직이면 텔레비전 화면에 한 사람이 나타나 사용자의 동작을 그대로 따라 한다. 스마트무브는 모든 신발에 장착할 수 있으며, 사용자의 움직임을 감지하는 센서가 2개 있어서 사용자가 앉아 있는지, 서 있는지, 걷고 있는지, 달리고 있는지, 자전거를 타고 있는지 등을 나타내준다. 이러한 자료들을 수집하여 압축하고 분할해서 아이폰 애플리케이션으로 전송하면, 사용자는 하루 동안 얼마나 많이 활동했는지를 동작을 구분해서 확인할 수 있다. 또한 스마트무브는 사용자가 너무 오래 앉아 있으면 문자 경보를 보내 상황을 알려준다. 더불어 구독한 사용자들의 의견을 기반으로 훈련 프로그램을 주문 제작할 계획도 세우고 있다.

앉아 있는 총 시간 줄이기

앉아 있으면서 발생하는 건강상 부정적인 문제들을 해결하려면, 무엇보다 하루에 앉아 있는 총 시간을 줄여야 한다. 실험 연구자들은 일반적으로 실험 연구 참가자들에게 앉아 있는 총 시간을 기억해내도록 요청하는 경우가 많다. 이럴 때 실험 연구 참가자들이 기억해 낸 대답은 정확하지 않을 수 있으므로, 이런 실험 연구는 잘못 진행될 가능성이 높다. 또한 앉아 있는 총 시간을 가속계로 추적 관찰하는 실험 연구는 아주 가끔씩만 진행한다. 가속계는 걸음 수를 측정하는 만보기와 대조적으로 방향의 변화를 감지하고 이따금 가속도도 감지한다. 우리가 생활 환경에서 느끼는 가속도와 방향은 균형을 감지하는 내이의 전정계를 통해 인지한다. 따라서 가속도는 한 방향으로 움직일 뿐 아니라 서 있을 때와 마찬가지로 더욱 복잡하게 움직이는 양상도 보인다.

　대부분 실험 연구자들은 앉아 있는 총 시간을 최소한으로 줄일 방법이 무엇인지, 앉아 있으면서 발생하는 건강상 부정적인 문제들을 얼마나 빨리 개선할 수 있을지를 파악하면 놀랄 수밖에 없다. 사우

라브 토사르Saurabh Thosar 박사가 동료들과 함께 연구한 결과에 따르면, 명백하게 단지 한 시간만 앉아 있어도 혈관 내피세포 기능장애가 발생하여 혈관 확장 정도가 50% 감소하고 혈류량도 감소했으며, 3시간 이상 앉아 있을 경우에는 건강 상태가 훨씬 더 악화됐다.

또한 데이비드 더스틴 박사는 연구팀과 함께 실험 연구하면서 심지어 30분만 앉아 있어도 혈액 내 중성지방이 증가할 수 있다는 사실을 발견했다.(28) 혈액 내 중성지방이 증가하면 인슐린 저항성으로 알려진 당뇨병 전증 반응 증세를 나타낸다. 이를테면 혈액 내 존재하는 포도당이 근육으로 이동해야 하는데 혈당을 낮추는 인슐린 기능이 떨어져 포도당 균형을 효과적으로 다루지 못하므로, 근육에 포도당을 충분히 제공하기 위해 계속해서 인슐린을 분비하게 되어 당뇨병 증세를 보인다. 데이비드 더스틴 박사는 혈액 내 중성지방을 감소시키려면 근육을 수축시켜 꼿꼿하게 바른 자세를 유지하여 에너지 소비량을 늘려야 한다고 주장한다. 그러면서 "근육을 수축시켜 꼿꼿하게 바른 자세를 잠시만 유지해도 에너지 소비량이 13% 정도 증가한다. 증가량이 너무 적다고 생각할 수 있으나, 45분 간 빠르게 걸었을 때도 이와 마찬가지로 에너지 소비량이 13% 정도 증가할 것이다."라고 강조한다.

근육 수축은 누구도 반박할 수 없을 정도로 당연히 건강에 유익하다. 하지만 이 주장이 모든 상황에 해당할까? 앉아 있으면서 발생하는 건강상 부정적인 효과들을 개선하려면 오로지 근육을 수축시켜야 할까? 아니면 장시간 계속 앉아 있으면서도 근육을 수축시키면 똑같이 건강에 유익할까? 책상 앞에 앉아서 근육을 수축시키고 꼿꼿하게 바른 자세를 유지하여 에너지를 소비하면, 앉아 있으면서 발생하는 건강상 부정적인 문제들을 개선할 수 있을까? 이런 질문에 정확한 해답을 찾기 위해서는 앞으로도 연구를 계속해야 한다. 하지만 상당히 많은 연구 결과들은 앉아 있다가 자세를 바꿔 자주 일어나는 방식이 앉아 있으면서 발생하는 건강상 부정적인 문제들을 개선하는 데 필수적 요소라는 점을 강조한다.

특히 앉아 있다가 일어나는 방식으로 몸을 움직여 자세를 자주 바꿀수록 혈액순환에 효과적이다. 장시간 앉아 있으면 누구나 알다시피 발목은 발에 혈액이 고이는 것처럼 부어오를 수 있고, 심장은 몸 전체로 혈액을 밀어 보내는 기능을 거의 하지 않는다. 그 결과 뇌에 도달하는 혈액 양이 줄어든다. 뇌 기능은 산소와 포도당을 제공하는 혈류량에 따라 달라지는데, 뇌에서는 산소와 포도당을 만들지 못하므로 뇌 기능이 건강하게 작용하려면 산소와 포도당을 제공하는 혈액이 뇌까지 이동해야 한다. 장시간 앉아 있다가 갑자기 일어나면, 우선은 앉아 있으면서 발생하는 건강상 부정적인 영향들이 더 나아지기 전에 오히려 악화하는 상황이 벌어진다. 심지어 뇌에서 혈액이 더 많이 빠져나와 발로 급속히 이동한다.

이렇게 뇌에서 혈액이 빠져나오는 현상을 바로잡기 위해서는 심장 기능과 혈액 순환이 즉시 제대로 작용해야 한다. 심장 기능과 혈액 순환이 즉시 제대로 작용하면, 심장 박출량과 일회 박출량이 증가하여 심장이 한 번 수축할 때마다 뿜어내는 혈액량도 증가하면서 혈액을 뇌까지 밀어 보내므로 뇌로 이동하는 혈류량이 증가하여 산소를 뇌세포에 다시 공급한다. 따라서 앉아 있다가 자주 일어날수록 뇌세포 기능을 더욱 향상시킨다.

하지만 일어났다가 장시간 가만히 서 있어도 중력이 혈액을 다시 발 쪽으로 끌어당기므로, 발목이 한 번 더 부어오를 것이다. 그래서 앉아 있는 자세와 서 있는 자세를 계속해서 자주 바꾸지 않으면 뇌로 이동하는 혈류량이 증가할 수 없다. 버킹검 궁 앞에서 장시간 가만히 서 있는 경비병들도 마찬가지로 한쪽 다리에서 다른 한쪽 다리로 체중을 옮겨가며 다리 근육을 많이 수축시킬수록 혈액 순환에 도움이 될 수 있다. 그런데 경비병이 차려 자세로 서 있을 때도 제자리에서 발을 쿵쿵거리며 걷듯이 좀 더 활동적으로 움직이지 않는다면, 뇌까지 이동하는 혈류량이 증가하지는 않을 것이다. 따라서 서 있으면서도 어느 정도로 활동해야 뇌로 이동하는 혈류량이 증가하여 산소를 뇌세포에 다시 공급해서 인지력이 향상된다. 빅토리아 대학의 스튜어트 비들Stuart Biddle 박사가 관찰 연구한 결과에 따르면, 장시간 계속 앉아 있을수록 뇌로 이동하는 혈류량이 감소하여 산소를 뇌세포에 공급하지 못하므로 인지력이 감소한다(2016).

이처럼 장시간 앉아 있을 때와 몸을 움직여 자세를 자주 바꿀 때를 비교해 몸에서 어떤 반응이 일어나는지 제대로 인식한다면, 평생 뇌 기능을 향상하고 건강한 상태를 계속 유지하기 위해 스스로 어떻게 활동해야 하는지를 파악할 수 있을 것이다.

운동하기

활동하지 않고 장시간 가만히 앉아 있으면 건강에 악영향을 미친다는 사실은 명백하다. 논리적으로 말해서, 활동이나 운동이 장시간 앉아 있으면서 발생하는 건강상 부정적인 효과들을 개선하는 해결책이 될 것이다. 정말 그럴까? 지구력 운동을 하면 무엇보다 체력이 향상되고 전반적으로 심혈관 질환에 걸릴 위험이 줄어든다고 알려져 있다. 또한 운동하면 우울증 증상이 감소해서 정신 건강에도 유익하다고 밝혀졌다. 적당한 강도로 운동하든, 격렬한 강도로 운동하든 지속적으로 운동할수록 조기 사망의 위험도 감소한다. 또한 운동을 하면 암 치료 부작용에 대처할 능력이 향상하므로 암 환자에게도 운동을 권장해오고 있다. 따라서 우리가 흔히 생각하는 각종 운동을 다양한 강도로 직접 비교해보았을 때 무엇보다 놀라운 사실은, 강도가 낮거나 적당한 수준으로 하는 운동이 하루에 한 번 체계적으로 상당히 격렬하게 하는 운동보다 장시간 앉아 있으면서 발생하는 건강상 부정적인 문제들을 예방하는 데 효과가 있거나, 훨씬 더 효과적이었다.

소파에 가만히 앉아 있지 않고 자주 일어나면서 자세를 바꿔주면 장시간 앉아 있으면서 발생하는 건강상 부정적인 문제들을 개선한다는 증거가 점점 드러나는 추세다. 비어만Veerman 박사는 "운동이 건강에 유익하지만, 아주 가벼운 신체활동 역시 건강을 향상시킨다."고 주장한다.[16] 이와 마찬가지로 데이비드 더스틴 박사가 연구팀과 함께 실험 연구한 결과에 따르면, 앉아 있다가 20분마다 일어나 2분 간 가볍거나 적당한 운동을 한 사람들은 심장 대사지표를 적용하여 측정했을 때 모두 똑같이 건강에 유익했다.[19]

현재 진행 중인 일부 연구들은 운동으로 장시간 앉아 있으면서 발생하는 건강상 부정적인 문제들을 전부 예방할 수는 없다는 증거를 계속 보고하고 있다. 하지만 가벼운 신체활동을 하면, 앉아 있으면서 발생하는 건강상 부정적인 문제들과 관계없는 부분들에까지도 유익한 영향을 미칠 수 있다. 규칙적으로 운동을 해서 체력이 튼튼한 사람들은 허기진 채로 집으로 돌아와 음식을 허겁지겁 먹고 소파에 앉아서 하염없이 쉬고 싶어 하기 때문에 문제가 생기는 것이다. 루이지애나 배턴루지에 있는 건강 과학 중심의 연구 센터인 페닝턴 바이오메디컬 리서치 센터Pennington Biomedical research center의 마크 해밀턴Marc Hamilton 박사는 "장시간 계속 앉아 있는 생활방식과 운동을 아주 조금씩이라도 하는 생활방식은 엄연히 다르다."고 명백하게 말했다. 마크 해밀턴 박사가 연구팀과 실험 연구한 결과에 따르면, 매일 한 시간 동안 격렬한 운동을 해도 하루 중 나머지 시간 동안 계속 앉아 있는 사람들은 당뇨병과 심장질환에 걸릴 위험 요인인 인슐린 저항성과 혈중 지질 농도가 증가하여 앉아 있으면서 발생하는 건강

상 부정적인 문제들을 개선하지 못했다.(8)

닐슨 박사가 동료들과 함께 근육 기능 지표인 근육 콜라겐의 변화를 측정 연구한 결과에 따르면, 90일 간 계속해서 누워 있는 사람들은 매일 강도 높은 운동을 한다 해도 근육 콜라겐이 감소하여 누워 있으면서 발생하는 건강상 부정적인 문제들을 예방하지 못했다.(59)

앉아 있다가 일정한 시간 간격으로 일어나기

앉아 있다가 일정한 시간 간격으로 자주 일어나면 자신도 모르게 마법처럼 건강이 점점 더 좋아진다. 몸을 자주 움직이며 활동하는 첫 단계는 자주 일어나는 것이다. 일반적으로 일어나지 않고 앉아서 하는 운동도 많으므로, 운동 효과를 측정 평가하는 연구들은 우선 다른 운동보다도 앉아서 하는 운동과 오직 일어나서 하는 운동의 효과를 비교해봐야 한다. 내가 알고 있는 연구 가운데 이처럼 앉아서 하는 운동과 오직 일어나서 하는 운동의 효과를 측정 평가한 연구는 아직 없다. 그래서 앉아 있다가 일정한 시간 간격으로 자주 일어나거나, 격렬한 운동을 하거나, 가벼운 운동으로 시작해서 격렬한 운동을 하는 등 모든 운동의 공통적 요인으로 우선 일어나서 진행했을 때 운동 효과를 측정 평가해보면, 당연히 앉아서 하는 운동보다 일어나서 하는 운동이 모두 건강에 유익하다.

하루 24시간 동안 계속해서 침대에 누워 있는 실험 연구를 진행하는 동안 실험 연구 대상자들이 수평으로 누워 있는 자세에서 운동하면 역시나 운동 효과는 적다. 현재 내가 알기로는 운동량과 운동 효과의 상관관계를 명백하게 나타낸 연구 결과가 아직 없다. 다시 말해서 계속 점점 더 운동 강도를 높이거나 운동 시간을 늘렸을 때, 오래 앉아 있어서 발생하는 건강상 부정적인 문제들을 더 잘 예방할 수 있는지 확실히 증거를 제시한 연구 결과가 아직은 없다. 또 하루 종일 앉아 있으면서 한바탕 짧게 강력한 운동을 한 집단과 가만히 앉아 있으면서 오직 일어나기만을 자주 실행하는 집단을 비교 연구한 결과도 본 적이 없다.

나는 1992년에 진행했던 연구(9)에서, 4일 간 계속 누워 있으면서 한 시간마다 일어나 러닝머신에서 시속 5km로 걸으면 누워 있으면서 발생하는 건강상 부정적인 문제를 예방할 수 있는지를 탐구했다. 이때 4일 간 계속 누워 있으면서 한 시간마다 오직 일어나기만을 실행하는 집단도 포함해 조사 연구하면서, 한 시간마다 오직 일어나기만을 실행하는 집단과 한 시간마다 러닝머신에서 걸은 집단이 건강에 미치는 효과가 어떻게 다른지를 비교했다. 그러면서 전혀 운동하지 않고 한 시간마다 오직 일어나기만을 실행하는 집단은 건강에 아무런 효과가 없을 거라고 예상했다. 하지만 조사 연구한 결과, 예상과 달리 놀랍게도 전혀 운동하지 않고 한 시간마다 오직 일어나기만을 실행하는 집단이 한 시간마다 러닝머신에서 걸은 집단보다 건강이 더 좋아졌다! 이로 인해 주로 앉아서 생활하는 방식을 대상으로 건강 연구가 활기를 띠기 시작했으나, 내가 진행한 조사 연구에 따라 앉아 있다가 자세를 바꿔 자주 일어나는 방식이 일어나서 운동하는 방식보다 건강에 더 효과적일 수 있다는 사실이 명백해진 듯했다. 하지만 앉아 있으면서 발생하는 건강상 부정적인 효과를 예방할 수 있는 해결책을 논리적으로 설명하면서 특히 운동을 강조하며 열량과 에너지에 집중하고 있는 연구들이 대체로 많았다. 결과적으로 이런 연구들은 앉아 있으면서 발생하는 건강상 부정적인 문제들을 예방할 수 있는 해결책을 찾는 데 도움이 되지 않는다. 어차피 여러 가지 변화를 거쳐 연구해도 다시 현재 원점으로 돌아올 뿐이다.

피츠버그 대학의 베다니 바론 깁스Bethany Barone Gibbs 박사는 연구 팀과 함께 30세에서 50세 2천 명을 대상으로 가속계를 이용해 활동량을 추적 관찰하며, 고혈압, 혈당 수치, 허리의 과다 체지방, 뇌졸중이나 심장질환이나 당뇨병 같은 심각한 질환에 걸릴 위험 지표와 비정상적인 지방 대사 지표 등 각종 대사 질환들을 일주일 간 평가하고 5년 후에 다시 일주일 간 평가했다. 평가한 결과, 매일 하루에 거의 10시간 정도 장시간 앉아 있는 사람들은 5년 후에 당뇨병에 걸릴 가능성이 4배 더 높았다. 베다니 바론 깁스 박사는 다음과 같은 결론을 내렸다.

우리는 주로 앉아서 생활한다는 것과 운동을 하지 않는다는 것은 두 생활방식이 어느 정도 다르다고 생각하고 있다. ……
매일 30분 간 달리기 운동을 하는 사람이 하루 중 15시간을 앉아 있을 수 있다. 이를테면 이들은 매일 30분 간 신체활동을 한다고 생각할 수 있으나, 직장에서 근무할 때, 통근할 때, 집에 있을 때 등 나머지 시간에는 거의 주로 앉아서 생활할 것이다. 반면에 청소 전문가는 운동을 전혀 하지 않지만 매일 대부분 시간을 걸어 다니며 가볍게 활동할 수 있다. 이런 사람들은 운동을 안 해도 주로 앉아서 생활하는 시간이 거의 없을 것이다.(60)

페닝턴 바이오메디컬 리서치 센터의 피터 카츠마릭Peter Katzmarik 박사는 "심지어 성장기에도 주로 장시간 앉아 있는 총 시간과 신체 활동량에 따라 당뇨병에 걸릴 위험이 명확하게 달라질 수 있다는 연구 결과가 증가하고 있다."고 주장한다.(17)

현재 많은 연구 결과에 따르면, 매일 장시간 계속해서 앉아 있는 총 시간을 줄일수록 심혈관 질환에 걸릴 위험률이 훨씬 더 감소할 수 있다. 코넬 대학 과학자인 레베카 세긴Rebecca Seguin 박사는 "매일 앉아 있는 총 시간이 엄청나게 많더라도 신체 활동을 자주 즐기면서 건강한 상태를 유지하면, 앉아 있으면서 발생하는 건강상 부정적인 효과들을 예방할 수 있을 것으로 추정된다. 실제로 주로 앉아서 생활하는 총 시간을 감소하면 앉아 있으면서 발생하는 건강상 부정적인 효과들을 생각보다 훨씬 더 많이 예방할 수 있다."고 조언한다.(47) 가장 폭넓고 다양한 인종학적 연구들 가운데 레베카 세긴 박사가 연구한 결과에 따르면, 매일 운동하는 시간 외에도 몸을 자주 움직여 활동량을 늘리는 생활 방식이 건강을 유지하는 데 중요하다. 세긴 박사는 집 안팎에서 가볍게 움직이듯이 자세를 조금씩 자주 바꿀수록 앉아 있으면서 발생하는 건강상 부정적인 문제들이 개선되어 건강 상태가 크게 달라진다고 주장하며, 작은 활동 변화가 건강상 큰 차이를 보인다고 강조한다.

영국 브리스톨 대학의 캐서린 팔코너Catherine Falconer 박사는 동료들과 함께 제2형 당뇨병 성인 환자들을 대상으로, 앉아 있으면서 일정한 시간 간격으로 자주 일어나 격렬한 신체활동을 할 때와 적당하게 가벼운 신체활동을 할 때 건강에 미치는 영향을 비교 연구했다. 그 결과 제2형 당뇨병 성인 환자들이 앉아 있으면서 일정한 시간 간격으로 자주 일어나기만 해도 키와 몸무게를 이용하여 비만의 정도를 추정하는 체질량 지수(BMI, Body Mass Index)와 허리둘레가 감소하고, 고밀도 리포 단백질(HDL, high density lipoproteins, 건강에 '좋은' 콜레스테롤) 수치가 증가하는 등 건강을 향상할 수 있었다고 발표했다. "캐서린 팔코너 박사가 동료들과 함께 신체 활동 강도를 어느 정도로 해야 제2형 당뇨병 성인 환자들의 신진대사 건강을 향상할 수 있을지를 분석 연구한 결과, 제2형 당뇨병 성인 환자들이 격렬하게 운동하지 않고 가볍게 신체 활동만 자주 해도 고밀도 리포 단백질이 증가했다." 이 연구 결과는 기존 개념들과 배치된다.

캐서린 팔코너 박사가 진행한 연구 결과와 마찬가지로 레스터 대학 헨슨Henson 박사도 연구팀과 함께 제2형 당뇨 환자들을 대상으로 연구한 결과, 제2형 당뇨병 환자들이 장시간 앉아 있으면 심장 대사 건강에 악영향을 미치고, 앉아 있으면서 일정한 시간 간격으로 자주 일어나 적당하게 신체활동을 즐기면 건강에 유익하다는 결론을 도출했다.(62)

보스턴 의과대학에 있는 조슬린 당뇨병 센터(Joslin Diabetes Center's Institute of Lifestyle Medicine in Boston)를 창립하고 총괄하여 지휘한 에디 필립스Eddie Phillips 박사는 "심지어 적당한 신체 활동이나 격렬한 신체활동을 모두 실행할 필요 없이, 앉아 있으면서 일정한 시간 간격으로 자주 일어나기만 해도 명백하게 건강에 유익하다는 이 연구 결과가 실제로 상당히 설득력 있는 것 같다."고 주장했다. 그러면서 다음과 같이 언급했다.

우리가 환자들에게 잠깐이라도 걸어 다니라고 좀 더 확실히 권장하는 데에는 논리적으로 타당한 이유가 있다. 그래서 이런 권고 사항은 앞으로도 계속될 것이다. 심지어 현재 환자들에게 "그렇게 소파에 가만히 앉아 있지 말고, 텔레비전을 보다가도 광고가 나오는 순간에는 일단 자리에서 일어나 물을 좀 더 마시거나 화장실에 다녀와야 한다."라고 권장한다. 이때 환자들이 이 권고 사항대로 장시간 앉아 있다가 일정한 시간 간격으로 자주 일어나 한 번씩 잠깐 가볍게 걸어 다닌다면 앞선 연구 결과에서 주장했듯이 건강에 충분히 유익할 수 있다.…… 하지만 앉아 있다가 일정한 시간 간격으로 자주 일어나 활동하면서 의자에 앉아 있는 총 시간을 줄이기는 말처럼 쉽지 않다. 특히 직업상 주로 사무실 책상 앞에 앉아 근무해야 하는 직장인들에게는 더더욱 쉽지 않다. 심지어 정부에서 권하는 운동지침을 이행하는 사람들조차 운동하지 않는 나머지 시간에는 대부분 소파나 의자에 몸을 맡긴 채로 장시간 편하게 앉아 있을 것이다.(63)

여기에 피터 카츠마릭 박사는 다음과 같이 덧붙인다.

직장인들은 의자에서 간간이 일어나는 방식부터 시작할 수 있다. 일어나서 사무실 복도를 산책하거나 회의할 때 탁자에 둘러앉지 말고 일어나서 진행하도록 노력하자. 동료와 담소를 나눌 때는 e메일을 보내지 말고 자리에서 일어나 동료에게 직접 다가가 대화하도록 하자. 자주 일어나는 목적은 운동을 대신하기 위해서가 아니라, 장시간 계속 의자에 앉아 있는 총 시간을 줄여 건강을 개선하기 위해서다. 따라서 되도록 앉아 있는 총 시간을 감소하는 생활방식이 무엇보다 중요하다.(18)

/올바른 자세로 앉기 /

앉아 있다가 일정한 시간 간격으로 자주 일어나는 방식은 앉아 있으면서 발생하는 건강상 부정적인 문제들을 개선하는 데 강력한 해결책이 될 수 있다. 하지만 장시간 앉아 있으면서 발생하는 건강상 부정적인 문제들은 분명 아주 오래 앉아 있는 시간뿐만 아니라, 이보다 더 많은 요인으로 생겨난다. 이를테면 앉아 있는 자세에 따라서도 건강상 부정적인 효과들이 달라진다. 거의 움직이지 않고 잘못된 자세로 가만히 앉아 있거나, 심지어 앉아 있다가 일어나더라도 자연스럽게 잘못된 자세로 다시 앉으면, 결과적으로 누적 외상 장애, 혈관 폐색, 정상적인 체내 조직의 흐름과 기능 장애 등 건강 이상 증상이 발생한다. 잘못된 자세와 주로 앉아 있는 생활방식은 인체 건강에 심각한 악영향을 미친다.

아래쪽으로 끌어당기는 중력이 어떻게 체내로 들어오고 나가는지 생각해보자. 앉아 있는 자세에서 중력이 7kg 정도 되는 머리 뒷부분을 통해 들어와 머리를 아래로 잡아당겨 상체와 복부 앞부분을 지나는 동안 상체가 앞쪽으로 쏠리는 걸까. 상체를 꼿꼿이 세우고서 근육을 수축하지 않으면, 이렇게 중력이 상체 앞부분을 끌어당겨 결국 상체가 구부정하게 앞으로 수그러진 자세로 바뀔 것이다. 저녁식사를 하면서 엄마가 "식탁에서 팔꿈치를 떼고 똑바로 앉아라."라고 했던 것을 기억하자. 요즘 아이들은 식탁에서 팔다리를 아무렇

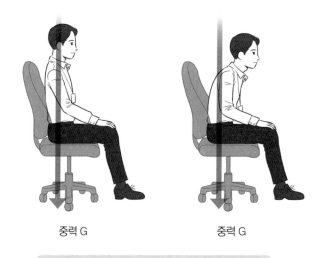

중력 G   중력 G

그림 3. 직장인들이 반듯이 앉은 올바른 자세(왼쪽)와
구부정하게 앉은 올바르지 못한 자세(오른쪽)

게나 벌리고 앉아 음식을 먹으면서 가끔 머리를 팔에 기대어 떠받
치기도 한다.

구부정한 자세로 앉아 있으면, 정상적인 척추 굴곡이 무너지고,
척추와 흉곽이 비정상적으로 뒤틀리는 등 머리끝에서 발끝까지 고
통스러울 정도로 통증이 발생할 위험이 증가한다. 또한 어깨를 구부
린 자세로 앉아 있으면, 목 근육이 경직되고, 두통과 목 통증과 어깨
통증이 발생할 것이다. 게다가 체내 기관들이 눌려서 건강한 호흡과
혈액 순환에 악영향을 미칠 수 있다. 습관적으로 등을 구부리고 앉
아 있는 사람들은 근육이 잘못 수축하여 시간이 지날수록 구부정한

자세로 변해 실제보다 더 나이 들어 보일 수 있다.

잘못된 자세로 앉아 있으면 신체적으로 몸이 비틀어질 뿐만 아니라 중력 Gz와 몸의 상관관계에도 악영향을 미칠 수 있다. 결국 뇌의 혈류량과 기능은 말할 것도 없고 전정계에도 악영향을 미친다. 요즘 초등학생들은 흔히 몸을 구부린 자세로 앉아 몇 시간씩 계속해서 휴대폰 문자 메시지를 보내고 있다. 생리학적 발달이 왕성한 시기에 이처럼 장시간 몸을 구부리고 앉아 있으면, 일반적으로 척추와 골격도 여전히 구부정하게 발달한다. 이 초등학생들이 척추가 구부러진 채로 자라서 성인이 되면 앞으로도 대개 구부러진 척추와 관련된 모든 질환이 발생하여 고통스러울 정도로 통증을 느끼며 살게 되지 않을까?

혹시 아침에 일어나면 발이 아픈가? 발에 통증을 유발하는 요인이 늘 신고 있는 신발일 수도 있으나, 앉아 있는 동안 발바닥에서 자극들을 감지하는 자기 수용 감각기가 제거될 가능성도 높다. 우주 비행 중에 미세 중력 상태에서 생활하는 우주비행사들이 지구로 돌아와 맨 먼저 딱딱한 땅에 첫발을 내디딜 때나 장시간 누워 있는 실험 연구 대상자들이 다시 일어나 딱딱한 땅 위에서 처음 걸을 때, 이들은 모두 고통스러울 정도로 발바닥에 통증을 호소한다. 거의 1년 간 우주 비행을 하고 지구로 돌아온 스콧 켈리는 발바닥 통증뿐만 아니라 관절 통증도 호소했고, 피부에 무언가 닿기만 해도 통증을 느낄 정도로 피부 민감도가 극에 달했다.

사무실 책상 앞에 장시간 앉아서 근무해야 하는 직장인들 가운데 어떤 직장인들은 책상 아래에 간편한 소형 자전거를 두고서 페달을 밟으며 운동하자고 제안했다. 하지만 이런 방식은 머리보다 상대적으로 발에서 중력을 이용해 압력, 무게, 방향 등을 아우르는 자극을 정상적으로 감지해야 하는데, 발에서는 이런 자극을 감지하는 자기 수용 감각기를 계속 유지하거나 제공하지 않을 것이다. 자기 수용 감각기는 압력, 무게, 방향 등을 아우르는 자극을 정상적으로 감지할뿐더러 균형과 조정 기능도 제대로 감지하는 데 중요한 역할을 한다. 따라서 노화를 예방할 수 있도록 중력을 이용해 여러 자극을 감지하는 것이 중요하다는 사실은 익히 잘 알고 있으나, 우선 균형과 조정 기능을 제대로 감지하는 자기 수용 감각기가 계속 유지되지 않으면 또 다른 노화 증상이 발생한다.

/올바른 의자 찾기/

혹시라도 몸을 지탱할 수 있도록 제작된 책상 의자를 이용하고 있다면, 이런 의자는 몸을 '지탱'해 주는 부분이 정상적인 근육 탄력을 빼앗아 가므로 앉은 자세를 교정하기에 적절하지 않은 용품일 수 있다. 근육은 중력을 이용해 몸을 자주 움직이면서 저항력을 공급해야 한다. 하지만 몸을 움직이지 않고 장시간 계속 앉아 있는 동안 이를 대신해서 체내 근육에 저항력을 공급해줄 수 있는 의자는 없다.

인체공학 회의에 참석했을 때, 나는 어떻게 제작된 책상 의자가 '올바른' 의자인지 알고 깜짝 놀란 적이 있다. 인체공학 전문 컨설팅 회사의 라니 루더Rani Lueder는 "마음에 드는 사무용품 가게에서 특가품을 살 때는 신중히 생각해야 할 것이다."(64) 라고 말한다. 텍사스 A&M의 제롬 콩글턴Jerome Congleton 사장은 사무실에서 "직원들이 많이 먹는 만큼 몸을 자주 움직이지 않는다."(65) 라고 언급한다. 고용주들은 흔히 사무실 의자를 대량으로 구매하므로, 아마도 '평균' 신체 사이즈에 맞춰 제작된 표준 의자들을 선택할 것이다. 하지만 실제로는 신체가 '평균' 사이즈인 직원들이 아무도 없으므로, 표준 의자에 앉은 직원들은 불편하여 결국 통증을 호소한다. 따라서 가장 단순하게 팔걸이가 없고 등받이가 딱딱한 나무 의자가 무엇보다 건강을 유지할 수 있는 해결책일 것이다. 등받이가 너무 딱딱하면 이 의자에 소형 쿠션을 올려놓아도 된다.

/ 눈이 신체를 이끈다 /

훌륭한 개 조련사라면, 개의 코가 신체를 이끈다는 사실을 알 수 있다. 그래서 개를 앉히고 싶을 때 개의 코를 들어 올리면, 머리를 제외한 나머지 신체가 자연스럽게 바닥으로 내려갈 것이다. 인간도 거의 비슷하다. 인간의 경우에 눈이 신체를 이끈다는 사실을 알고 있는가? 플로리다의 안과 전문의이자 검안사인 제프리 앤쉘Jeffrey Anshel 박사는 컴퓨터와 관련하여 눈 건강과 신체 건강을 연구한 선도적인 전문가다. 제프리 엔쉘 박사는 컴퓨터 화면을 정면으로 바라볼 때 눈높이를 컴퓨터 화면 위쪽에 맞춰야 한다고 조언한다. 눈높이를 컴퓨터 화면 위쪽에 맞추면, 컴퓨터 화면 전체를 보더라도 시선을 약간만 아래로 내리면 되므로 두 눈이 피로하거나 목이 뒤틀리지 않을 수 있다. 키보드 높이도 마찬가지로 중요하다. 키보드 높이는 목을 구부릴 필요 없이 시선만 아래로 내리면 볼 수 있을 정도가 최고로 좋은 위치일 것이다. 일단 컴퓨터 화면과 키보드 높이를 조절하고 나면, 손과 팔도 더는 아프지 않도록 어느 위치에 둬야 할지 알 수 있다. 이처럼 자세를 약간만 신경 써서 교정하면, 꽤 많은 시간 동안 컴퓨터를 이용해도 극심한 통증과 부상을 예방할 수 있고 보다 자연스럽게 건강한 자세를 유지할 수 있다.(66)

장시간 앉아서 텔레비전을 보다가 가끔 편안하게 몸을 비스듬히 뒤로 젖힐 때, 흔히 눈의 방향과 자세가 서로 달라질 때가 있다. 물론 앞에서 말한 대로 이런 때에 일어나서 물을 마시거나 화장실에 다녀오도록 조언할 수 있다. 하지만 이런 방법 말고 다른 방식도 있다. 우선 자신이 앉아 있는 의자나 소파 유형과 앉아 있는 자세를 생각해보자. 혹시 텔레비전이 방 한쪽으로 치우쳐 있어서 몸을 옆으로 비틀고 앉아 있다면, 이런 자세는 확실히 건강에 유익할 리 없다. 이와 마찬가지로 텔레비전 화면이 잘 안 보여서 유심히 보기 위해 한 쪽 팔꿈치에 비스듬히 기대고 몸을 늘어뜨려 앉아 있는 자세도 건강에 좋지 않다. 등을 곧게 펴고 딱딱한 의자에 앉아 텔레비전 화면을 정면으로 보고 있으면 '편안'해 보이지 않을 수 있다. 하지만 부드럽고 편안한 소파에 구부정한 자세로 앉아서 좋아하는 프로그램을 보다가 그 자세 그대로 낮잠을 자게 되면 건강상 문제가 발생할 수 있다. 이런 자세는 올바르게 앉아 있거나 누워 있는 자세가 아니므로, 잘못된 자세로 낮잠을 자다가 일어나면 이유도 모른 채 몸이 굉장히 불편하게 느껴질 수 있다.

또한 등받이가 뒤로 넘어간 상태에서 버튼 하나만 누르면 다시 똑바로 세워질 수 있도록 제작된 부드러운 안락의자를 사려는 생각에 절대 하지 말아야 한다. "삶이 더욱 편안해진다."라고 선전하는 광고 전문가 말대로 늘 이렇게 안락의자에 앉아서 저절로 몸을 일으켜 세워주는 버튼 장치에 의존하면, 실제로 사형 집행 영장에 서명하는 것과 같다. 무엇보다 장시간 끝없이 앉아 있으면 안 된다. 몸을 확실하게 자주 움직여야 평생 건강을 누릴 수 있다.

/ J 커브와 카메라 관찰 /

문화 산업화시대에 사는 현대인들이 취하는 자세는 대부분 이상적인 자세에 미치지 못한다. 캘리포니아 실리콘 밸리의 에스더 고케일Esther Gockhale 박사는 어떤 자세가 올바른 자세인지를 평생 연구해 왔다. 에스더 고케일 박사가 전 세계 사람들의 자세를 연구한 결과에 따르면, 이상적인 자세는 서구 사회에서 전형적으로 볼 수 있는 'S 커브'가 아니라, 대다수 토착민에게서 볼 수 있는 'J 커브'다. 에스더 고케일 박사는 자신의 책《척추가 살아야 내 몸이 산다(8 Steps to a Pain-Free Back)》에서 올바른 자세로 가는 8단계를 설명한다. 'J 커브'는 어린이들이 허리뼈 부분을 비교적 편평하게 유지한 채로 등을 곧게 펴고 뒤로 기울이며 꼿꼿한 자세로 서 있는 모습처럼 신체 뒷부분을 비스듬히 뒤로 기울인다.(67)

이제 건강하고 올바르게 앉는 자세가 어떤 자세인지 알았으니, 평소 자신이 어떻게 앉아 있는지 스스로 관찰해보자. 하루에 한 번 카메라를 켜 두고 자신이 앉아 있는 모습을 관찰하며 현재 어떻게 앉아 있는지를 살펴보자.

- 양쪽 발바닥이 모두 바닥에 편평하게 닿아 있는가?
- 두 다리를 모으고 발목에서 무릎까지 90도 아래로 구부리고 있는가?
- 복근을 부드럽게 안쪽으로 당기고 있는가?
- 척추를 곧게 펴고 약간 뒤로 기울이고 있는가?
- 양쪽 어깨는 아래로 내리고, 목은 길게 빼고, 가슴은 위쪽으로

향하고 있는가?

- 턱은 바닥과 평행한가?
- 머리 정수리는 양쪽 어깨에서 멀어져 천장 쪽으로 들어 올리고 있는가?

현재 우리의 목표는 혈액이 자유롭게 흐르고, 등이 꼿꼿하게 세워지고, 호흡이 완전히 자연스럽게 복부까지 이어지고, 몸이 중력에 맞춰 조절되도록 올바른 자세로 앉고, 서고, 걷는 습관을 들이는 것이다. 올바른 자세로 앉아 있으면 등과 어깨는 편안할 것이다. 또한 이렇게 올바른 자세를 유지하여 요통이나 목 통증이 없는 사람들은 나이 들어도 키가 '줄어들' 가능성이 낮을 것이다.

올바르게 앉거나 서 있는 자세는 그 외에도 여러 면에서 득이 된다. 무엇보다 이런 자세를 스스로 얼마나 유지하느냐가 중요하다. 노스웨스턴 대학 심리학자 리 후앙Li Huang과 아담 갈린스키Adam Galinsky 박사가 주장한 바에 따르면, 건강하고 올바른 자세는 심지어 타인에게 존경의 대상이 될 정도로 자부심도 높일 수 있다.(68) 하버드 경영대학원의 에이미 커디Amy Cuddy 교수는 건강하고 올바른 자세를 '파워 포즈power pose'라 칭하고, "중요한 일을 진행하기 전에 슈퍼 히어로가 영화 주인공으로 등장하듯이 딱 2분 간만 똑바로 당당하게 서 있으면 자신감이 충만해질 수 있다. 어떤 자세를 취하느냐에 따라 스스로를 바라보는 관점이 달라진다."고 주장한다.(69)

올바른 자세를 취하는 습관을 들이려면 어디서든 서 있거나, 앉아 있거나, 걷는 동안 취하고 있는 자세를 스스로 의식하고 바로잡아야 한다. 특히 자세에 따라 생활방식과 건강 상태가 달라질 수 있다. 자연스럽게 올바른 자세를 취하면 평생 건강한 삶을 누리게 된다. 더불어 생산성, 에너지, 정신 건강 상태 등이 향상되고 의료비가 절감된다. 물론 외모도 훨씬 더 건강하고 매력적인 모습으로 바뀐다. 조금만 신경 써서 올바른 자세를 취하도록 노력하면 여러 면에서 엄청난 이득을 얻을 수 있다.

5장

몸을 계속 움직이는
건강 습관 들이기

/ 앉아 있는 생활 방식 바꾸기 /

앉아 있는 생활 방식은 일어서고, 잠자고, 음식을 섭취하고, 몸을 움직이는 활동만큼이나 현대인의 삶 속에 자연스럽게 스며들고 있다. 그야말로 생리학적 현상이다. 하지만 요즘 현대인들은 일상적으로 오로지 앉아서 생활하므로 건강 상태가 걷잡을 수 없이 비정상적으로 변하게 되었다. 일을 할 때는 물론이고, 심지어 여가를 즐기는 시간에도 거의 주로 앉아서 생활하는 방식으로 바뀌었다. 앉아 있다가도 자주 일어서서 몸을 움직여야 하는데, 전혀 그렇지 않고 하루 종일 가만히 앉아 있다. 현대인들이 하루에 장시간 앉아 있는 총 시간은 예전보다 훨씬 더 많이 증가한 상태다. 이런 생활이 계속되면 결과적으로 앉아 있으면서 발생하는 건강상 부정적인 문제들을 회복하는 능력이 떨어지고, 각종 질환에 걸릴 위험률이 장기적으로 점점 더 증가한다.

이렇게 엉망으로 바뀐 생활 방식을 제대로 해결하기만 해도 앉아 있으면서 발생하는 건강상 부정적인 문제들을 적극적으로 예방할 수 있다. 하지만 어떤 약이나, 운동기구나, 신형 의자도 우리를 대신해서 잘못된 생활방식을 바꿔줄 수 없다. 우리가 스스로 잘못된 생활방식을 인식하고 집중해서 직접 바꿔야 한다. 이를테면 체내 세포들이 중력의 자극을 느낄 수 있도록 중력을 이용해 몸을 자주 많이 움직여야 한다.

이때 중력 G를 이용해 몸을 움직이는 방안에는 여러 가지가 있다. 앉아 있으면서 발생하는 부정적인 영향들을 해결하는 방안들은, 앉아 있다가 일어나기, 일어나서 몸을 굽혀 바닥에서 무언가를 집어 올리기, 웅크리고 앉아서 높이 뛰어오르기, 두 팔을 높이 들어 올리고 기지개를 켜면서 몸을 양옆으로 번갈아 기울이기, 아무렇게나 사방으로 몸을 움직이기, 기도하듯이 무릎을 꿇고 앉아 이마를 바닥에 대고 나서 다시 등을 꼿꼿이 세우고 일어나기 등 이런 행동들을 번갈아 실천한다.

무엇보다 여러 번 자주 번갈아서 진행해야만 앉아 있으면서 발생하는 건강상 부정적인 문제들을 해결할 수 있다.

/ 30분 이상 앉아 있지 않는 습관 /

앉아 있으면서 발생하는 건강상 부정적인 문제들을 예방하는 방안으로 하루에 앉아 있는 총 시간을 줄이는 것 외에도 또 다른 방법이 있다. 우리는 움직일 때마다 중력을 이용해 몸을 움직인다. 하지만 머리끝에서 발끝까지 일직선으로 영향을 미치는 중력 Gz를 이용해 몸을 움직여야만 건강에 가장 유익할 수 있다. 앉아 있다가 일정한 시간 간격으로 자세를 바꿔 자주 일어나면, 자세를 바꿔 일어날 때마다 혈액이 머리까지 이동하며 전정계 등 체내 기능이 중력에 맞춰 조절되고 유지될 것이다. 샌프란시스코 주립 대학의 교수인 에릭 피퍼 박사는 수업 시간 중간에 학생들에게 일어나도록 요구하며 "앉아 있다가 일어나면 혈액이 머리까지 이동해 뇌 혈류량이 증가하여 머리가 확실히 맑아지고 기분도 향상한다."고 강조한다. 그렇다. 매일 일상적으로 운동해도 뇌 혈류량이 증가할 수 있다. 하지만 운동할 그때만 뇌 혈류량이 증가한다. 따라서 뇌 혈류량이 증가한 상태 그대로 계속 유지하려면 운동을 훨씬 자주 많이 해야 한다.

우선 각자 자신의 상황에 맞춰 좀 더 효과적으로 중력을 이용해 몸을 자주 움직여서 이전보다 건강 상태가 더 좋아지도록 올바른 습관을 들이자. 앉아 있다가 일정한 시간 간격으로 자주 일어나는 습관을 들이다보면, 확실히 에너지와 체력이 향상하고 자신감으로 가득 차 몸을 더더욱 많이 움직일 기회를 얻게 될 것이다. 이로 인해 앉아 있으면서 발생하는 건강상 부정적인 문제들이 개선되어 건강상 큰 이득을 얻게 된다. 혼수상태에 빠져 있는 게 아니라면, 누구든지 몸을 움직일 수 있다. 비만이나 노화가 발생하여 몸을 움직이는 데 장애가 있거나 불리한 조건에 처할 수 있으나, 그래도 항상 어느 정도는 되도록 몸을 움직여야 한다.

내가 실험 연구한 결과에 따라 심지어 나이 든 사람들도 하루 내내 30분마다 일어나는 습관을 들이면 3개월 안에 실제로 건강을 향상시킬 수 있다. 그렇다고 정확히 30분을 지킬 필요는 없다. 20분이나 심지어 10분도 좋고, 아니면 자신에게 맞춰 각자 다르게 시간을 정할 수도 있다. 특정하게 시간을 정해놓고 10분에 한 번씩 일어난다 해도 그 외의 시간 동안 앉아 있다면 앉아 있으면서 발생하는 건강상 부정적인 문제들을 예방하지 못한다. 무엇보다 언제나 30분 이상을 앉아 있지 않도록 습관을 들이는 것이 중요하다. 어느 정도 스스로 건강을 회복하겠다고 다짐할수록 매일 제대로 실천하려는 의욕을 훨씬 더 많이 느끼므로, 마음을 가다듬고 굳게 다짐한 대로 실천하면 보다 더 성공적으로 건강한 습관을 들일 수 있다.

이제는 달성하려는 목표를 세워놓고 이전보다 훨씬 더 효과적으로 몸을 자주 움직일 수 있도록 동기를 부여할 만한 환경을 개발해야 한다. 일단 일반적으로 장시간 앉아 있는 장소가 어디인지를 마음속에 떠올려보자. 아마도 직장에서 컴퓨터 앞에 장시간 앉아 있거나 집에서 소파에 주로 앉아 있을 것이다. 자, 지금부터 앉아 있다가 자주 일어나 몸을 움직이도록 노력하면서 조금씩 습관적으로 자세를 바꿔 건강을 점점 향상하는 자신의 모습을 상상해보자. 좀 더 자유롭게 몸을 자주 움직이는 습관을 들이기 위해 스스로 강력한 동기를 부여하는 게 좋다. 이를테면 다시는 휠체어에 의존하지 않고 자유롭게 걸어 다니기를 바라거나, 혼자서 거듭 연습하여 실제로 휠체어에서 내려 일어날 수 있는 모습을 자기 자신이나 어떤 다른 사람들에게 보여주기를 바라며 습관적으로 몸을 자주 움직이겠다고 다짐할수록 건강한 습관을 들이는 데 성공할 것이다. 이런 다짐 속에는 희망이 있기 때문이다.

현재 휠체어 신세를 지고 있지 않더라도 체내 근육이 점점 약해지고 있다고 인식된다면, 이런 사람들도 일상적으로 몸을 자주 움직일수록 근육이 더욱 강해질 것이다. 더구나 이렇게 몸을 자주 움직이는 생활 습관을 모든 연령대의 사람들에게 적용할 수 있지만, 풀러턴 캘리포니아 대학의 데비 로제 교수가 성공적인 노화 건강 센터 (Center for Successful Aging)에서 고안한 평가 시험을 적용할 수도 있다. 우선 환자가 성공적인 노화 건강 센터에 등록하면, 데비 로제 교수는 환자가 등을 똑바로 펴고 의자에 앉아 있는 상태에서 30초 동안 일어났다가 앉는 횟수를 측정하여 환자의 건강 정도를 평가한다. 흔히 9회에서 14회 정도가 평균 횟수이다. 이때 30초 동안 일어났다가 앉는 횟수가 14회 이상이면 확실히 양호한 건강 상태이고, 9회 미만이면 건강 관리에 더욱 신경 써야 한다.

근본적으로 주로 앉아 있는 생활방식을 단숨에 바꾸기는 힘들다. 하지만 앉아 있다가도 오로지 중력 G축과 평행하게 일어나는 자세로 자주 바꿔서 효과적으로 몸을 움직여야 한다. 이러한 사실을 제대로 파악하고 즐기면서 실천하면, 앉아 있으면서 발생하는 건강상 부정적인 문제들을 개선하고 기초 건강을 다질 수 있을 것이다.

자, 모두 지금 바로 일어나서 몸을 움직여 보자!

뇌졸중으로 쓰러졌던 헨리

7년 전에 뇌졸중으로 쓰러졌던 57세 남성 헨리Henry는 휠체어를 타고서 내 강연을 들으러 왔다. 뇌졸중을 앓으면서 마비된 왼쪽 팔이 눈에 띄지 않도록 왼쪽 팔을 감추고 있었다. 그 외에는 건강 상태가 괜찮아 보였다. 헨리는 과거에 운동선수였지만 현재는 여동생이 돌보고 있었다. 나는 헨리가 화장실을 이용할 때 휠체어에서 내릴 수 있는지 물었다. 물론 휠체어에서 내릴 수 있다고, 헨리의 여동생이 대답했다. 나는 "헨리 씨, 휠체어에서 내려 일어나는 모습을 보여주세요. 할 수 있는 대로 어떤 방식으로든 일어나보세요."라고 제안했다. 헨리는 다소 힘들게 몸부림치며 일어나려 애쓰다가 마침내 얼굴에 환한 미소를 머금고서 성공적으로 일어났다. 헨리가 성공적으로 일어나는 순간, 헨리를 걱정스럽게 바라보던 헨리의 여동생과 청중들은 너무 기뻐서 자리를 박차고 일어나 일제히 기립 박수를 보냈다. 혹시라도 걸을 수 있다면, 헨리는 여기저기 돌아다닐 수 있고,

심지어 운전도 할 수 있을 것이다. 헨리는 두 다리에 힘을 기를 수 있도록 계속 주기적으로 휠체어에서 내려 일어나는 습관을 들이겠다고 다짐하면서 해로운 희망을 안고 돌아갔다. 다짐한 대로 실천한다면, 헨리에게도 새로운 인생이 펼쳐질 것이다.

/ 집에서 할 수 있는 운동 /

아침에 기상하기

아침에 잠에서 깨면, 스마트폰을 바로 켜지 말고 계속 누워 있는 상태에서 천천히 심호흡하고 감사하는 마음으로 새로운 하루를 맞이하며 몸을 움직일 준비를 한다.

- 베개를 치우고 침대에 등을 편평하게 대고 눕는다.
- 양 손목과 양 발목을 오른쪽으로 여러 번 돌리고 왼쪽으로도 여러 번 돌린다.
- 양 손바닥을 편평하게 맞대고 천천히 10까지 숫자를 세며 계속 힘을 주어 서로 밀면서 팔 근육이 수축하는 현상을 느낀다.
- 양손을 맞대고 열 손가락을 서로 엇갈리게 깍지를 낀 다음, 열 손가락에 힘을 주어 서로 누르며 반복해서 꽉 쥔다.
- 양 손목을 다시 돌린다.

- 열 손가락과 열 발가락을 되도록 서로 멀리 벌린 채로 두 팔과 두 다리를 반대 방향으로 길게 뻗어 스트레칭한다. 이 시간을 즐긴다.
- 이제는 양 무릎을 구부리고 왼쪽 아래로 낮춘다. 자세를 그대로 유지하면서 오른쪽 옆구리가 길게 늘어나는 현상을 느낀다.
- 양 무릎을 구부리고 오른쪽 아래로도 낮추며 왼쪽 옆구리가 길게 늘어나도록 반복해서 스트레칭한다.

일어나기

- 자리에서 일어나 앉았다가 바닥에 두 발을 대고 서서히 일어난다. 혹시 일어날 수 없다면 앉아 있는 자세에서 다음에 이어지는 동작을 한다. 나는 책상 앞에 앉아 있을 때도 다음의 동작을 되도록 자주 한다.
- 두 팔을 위로 높이 올리고 몸을 길게 늘여 기지개를 켠다.
- 두 팔을 머리 위로 들어 올린 상태에서 왼손으로 오른쪽 팔을 잡아 끌어당기면서 오른쪽 옆구리가 팽팽하게 늘어나도록 몸을 왼쪽으로 약간 기울인다.
- 그런 다음 같은 방법으로, 양팔을 머리 위로 들어 올린 상태에서 오른손으로 왼쪽 팔을 잡아 끌어당기면서 왼쪽 옆구리가 팽팽하게 늘어나도록 몸을 오른쪽으로 약간 기울인다.

앉은 채로 운동하기

먼저 우리가 바른 자세로 앉아 있거나 서 있을 때는 중력이 척추뼈를 아래로 끌어당겨 척추뼈가 서로 아래로 내려앉으므로, 이번에는 등 근육을 풀 수 있도록 앉은 채로 할 수 있는 특별한 운동을 소개한다. 등 근육을 자주 풀어주면 요통을 예방할 수 있고, 나이가 들어도 키가 줄어들지 않는다.

- 우선 등을 곧게 펴고 바른 자세로 앉아서 정면을 바라본다.
- 머리를 치켜든다. 가슴이 위로 올라가도록 머리를 약간 뒤로 젖힌다. 이때 머리를 가슴보다 밑으로 젖히면 목에 악영향을 미칠 수 있다. 양쪽 어깨를 아래로 끌어내리면서 머리를 뒤로 젖히면 등 윗부분이 아치 모양으로 동그랗게 구부러진다.
- 스트레칭을 즐긴다.
- 그런 다음 머리를 천천히 앞으로 숙인다. 이때 고양이 자세처럼 등을 위로 동그랗게 아치형을 만들고, 양쪽 어깨가 서로 마주치듯 양쪽 어깨를 안쪽으로 모으면서 아래로 내리며, 턱이 가슴에 닿을 때까지 머리를 숙인다.
- 양쪽 어깨뼈 사이와 목 뒷부분 아래로 팽팽하게 늘어나는 현상을 느낀다.

자, 이제 하루를 시작할 준비가 다 되었다.

텔레비전 보면서 운동하기

텔레비전에서 광고가 나오는 시간은 앉아 있다가 자세를 바꿔 일어날 수 있는 가장 좋은 기회이다. 텔레비전을 시청할 때면 항상 광고하는 시간마다 일어나도록 한다. 주로 20분마다 일어나서 2분이나 3분 정도 몸을 계속 움직인다.

- 광고하는 시간에 일어나서 물을 마시거나 화장실에 다녀오는 등 어디 가서 뭔가를 하다가 텔레비전 프로그램이 다시 시작하면 그때 한 번 더 앉도록 한다.
- 텔레비전을 시청하면서 세탁해놓은 빨래를 개거나 다리미질을 한다.

앉아서 텔레비전을 보다가 광고하는 시간에 일어나 활동하면 건강을 유지할 뿐만 아니라, 무의미하게 광고 보는 시간을 유익하게 보낼 수 있다.

집안일 하면서 운동하기

- 음식은 집에서 직접 해먹자. 그래야만 피자를 배달시킬 필요 없이 더 건강하고 맛있는 음식을 섭취할 수 있다.
- 집에 정원이 있다면 매일 뽑아야 할 잡초가 있으니, 집 안에만 있지 말고 정원으로 나가서 잡초를 뽑자. 날마다 정원에 나가

서 잡초를 뽑을수록 정원은 굉장히 멋지게 변할 것이다.
- 먼지가 계속 쌓이지 않도록 언제든지 가볍게 집안 청소하는 것도 좋다.
- 세차하거나 차를 왁스로 광내는 일은 직접 한다.
- 개를 데리고 산책한다. 아주 조금 전에 했더라도, 한 번 더 개를 데리고 산책한다.

차 안에서 할 수 있는 운동

대다수 사람들이 자동차 등 어떤 다른 교통수단을 이용하든 대체로 몇 시간을 앉아 있다. 그러므로 통근하는 도중에 차에 기름을 넣을 때나 출발하기 전에 차에서 내려 잠시라도 몸을 움직이면, 우리 몸의 중심부인 척추, 골반, 복부를 지지하는 코어 근육이 작용하여 앉아 있는 시간에 유용할 수 있다.

- 양쪽 어깨를 아래로 내리고 등을 똑바로 세워 앉도록 한다.
- 신호등에 적색 불이 켜져 차를 세웠을 때, 되도록 복부 근육을 안으로 수축하고 밖으로 이완하기를 자주 반복한다. 그러면 놀라울 정도로 건강이 좋아진다.
- 운전하는 동안 다른 운전자 때문에 짜증이 난다면, 양쪽 어깨를 아래로 내리고 등을 똑바로 세워 앉은 채로 천천히 숨을 깊게 들이마시고 아주 천천히 숨을 내쉬면서 스트레스를 해소하

여 마음을 편하게 유지한다.

- 차를 세우고 신호등이 바뀌기를 기다릴 때, 몸통을 되도록 천천히 허리 뒤쪽으로 가능한 만큼 돌린 다음, 머리도 허리 뒤쪽으로 돌린다. 반대 방향으로도 몸통을 천천히 뒤쪽으로 가능한 만큼 돌린 다음, 머리도 허리 뒤쪽으로 돌린다.
- 근본적으로, 왜 운전을 해야 하나? 이왕이면 일주일에 하루라도 걸어 다니거나 대중교통을 이용하자.

앉아 있다가 일정한 시간 간격으로 자주 일어나야 하는데, 현대인들 스스로가 마음속으로 생각하는 장애물들이 너무 많다. "나는 직장에 출근하는 데 75분이나 걸리고, 주로 의자에 앉아서 근무해야 하는 직장에 다니고 있다." 이런 생각을 하는 사람들에게 몸을 자주 움직일 방법을 어떻게 소개해야 할까? 좀 더 창조적으로 생각해 보자!

/ 직장에서 할 수 있는 운동 /

사무실 주변에서 운동하기
- 근무하는 동안에 일정한 시간 간격으로 자주 일어나야 한다는 사실을 기억하자.
- 회의 중간에 일어나자.

- e메일이나 휴대폰 문자를 보내지 말고 직접 동료에게 다가가 의견을 나누자. 시간을 정해두고 일정한 시간 간격으로 자주 일어나면, 사무실이나 좁은 칸막이 안에서 앉아 있는 총 시간을 훨씬 더 줄일 수 있다. 나아가 일어나서 회의하거나 제자리에서 걸으면서 회의하면, 더더욱 빠르고 효과적으로 건강이 좋아진다.
- 다른 직원들을 대신해서 자발적으로 일어나 어디에 가서 무엇이든 가져오자.
- 걸으면서 스마트폰을 보지 말자. 스마트폰을 오랫동안 내려다보면 목이 거북이 목처럼 앞으로 구부러지는 '거북목 증후군' 증상이 생긴다.
- 습관적으로 엘리베이터를 이용하지 말고 되도록 계단으로 이동하자.

일곱 번 우주 비행을 마친 예비 우주비행사 밥 필립스는 워싱턴 D.C.에 있는 나사 건물에서 계단으로 오르내린다. 밥 필립스의 말에 따르면 엘리베이터를 마냥 기다리기가 지긋지긋하게 지루하고 싫어서 계단을 이용하기 시작했다고 한다. 그는 특히 이른 아침에 엘리베이터를 기다리면서 누군가가 투덜거리는 불평을 들을 필요 없이 계단으로 오르는 것을 즐기고 있다.

책상 앞에 앉아서 운동하기

- 컴퓨터 화면 앞에 앉아서 일하는 동안에 어떤 핑계를 대서라도 자연스럽게 자주 일어나자.

- 의자에 앉아 있다가 일정한 시간 간격으로 일어날 때도 올바른 자세를 유지하는 것이 중요하다.

- 이때 양쪽 어깨를 활짝 펴고, 목을 길게 늘이고, 두 팔과 두 다리에 강하게 힘을 주며 몸을 움직이자.

- 요가의 고양이 자세처럼 고개를 숙이고 등을 최대한 위로 동그 랗게 말아 올리거나, 양 팔꿈치를 미끄러지듯 천천히 뒤로 젖 히고 그 상태로 몇 분 간 유지한다. 양쪽 어깨뼈(견갑골) 사이에 뭉쳐 있던 근육이 풀리는 듯한 느낌이 드는가? 이 동작을 계속 진행하면 가슴 근육 강화에도 효과적이다.

- 아침에 일어나서 했듯이, 의자에서 일어나 양팔을 머리 위로 들어 올린 상태에서 왼손으로 오른쪽 팔을 잡아 끌어당기면서 오른쪽 옆구리가 팽팽하게 늘어나도록 몸을 왼쪽으로 약간 기 울인다. 그런 다음 같은 방법으로, 두 팔을 머리 위로 들어 올 린 상태에서 오른손으로 왼쪽 팔을 잡아 끌어당기면서 왼쪽 옆 구리가 팽팽하게 늘어나도록 몸을 오른쪽으로 약간 기울인다. 이 운동은 실제로 일어나서 하지 않아도 되지만, 무슨 운동이 든 일어나서 할수록 인체에서 느끼는 중력이 증가하고 건강에 더욱더 효과적이다.

- 다리 운동은 어떻게 할까? 두 발바닥을 바닥에 편평하게 대고 의자에 앉아서 (이 운동은 하이힐을 신고 하면 효과가 없다.) 허벅지를 수축하고 몸을 의자에서 들어 올리듯이 두 발로 바닥을 밀어낸다. 이 자세를 되도록 오래 유지하고 나서 몸을 이완한다. 이 운동을 계속 할수록 발바닥에서 중력을 느끼는 자기 수용 감각기에 놀라운 변화가 일어난다. 이 운동은 하루 종일 생각날 때마다 여러 번 자주 반복한다.

점심 시간, 휴식 시간, 회의 시간에 운동하기

- 사무실 책상 앞에 앉아서 식사하는 습관이 있다면, 식사 습관을 바꾸거나 자리에서 일어나 누군가와 함께 서서 점심을 먹는다.
- 직장이나 사무실에서 열심히 일하다가 자유롭게 의자에 앉아 담소를 나눌 동료들이 있는가? 사무실 한쪽에 칸막이로 만든 좁은 방은 문을 닫을 수 없다. 그러므로 될 수 있으면 낮에 야외로 나가서 짧은 시간 동안 걸으며 어떤 일을 체계적으로 계획하고 회의한다. 누군가가 만나자고 요구하면, 그 사람을 데리고 나가서 주변을 산책한다. 혹시라도 주변을 산책하며 만나고 있는 사람들이 진지하지 않고 그저 시간만 때우고 싶어 한다면, 그런 사람들은 머지않아 두 번 다시 이렇게 산책하며 만나는 일을 하지 않으려고 할 것이다. 소문은 퍼지기 마련이다.
- 혹시 휠체어에 앉아 있다면, 직장 동료들에게 복도나 야외 주

변으로 휠체어를 밀어 달라고 부탁한다.

- 재택근무를 하고 있다면, 우리가 모두 어느 정도는 하고 있듯
이 친구들을 만나 늘 앉아서 점심을 먹거나 차를 마시지 말고
친구들과 함께 산책한다. 지금부터 잘못된 습관을 바꾸자.

/ 학교에서 할 수 있는 운동 /

- 학교 선생님들은 학교에서 일하는 교직원뿐만 아니라 학생들
모두에게 장시간 너무 오래 앉아 있으면 건강이 위험할 정도로
악화한다는 사실을 설명해주어야 한다.
- 교직원들과 학생들이 장시간 가만히 앉아만 있지 말고 자세를
바꿔 자주 일어날 수 있도록 학교 환경을 새로 조성해야 한다.
이를테면 학생들이 의자에 앉아 있다가 스스로 일어날 수 있는
분위기를 만든다. 의자에 다리를 아무렇게나 벌리고 구부정하
게 앉아 책상이나 탁자 위에 팔을 제멋대로 뻗고 있는 자세는
학생들에게 오히려 더 힘들 뿐이며 차라리 일어나 서 있는 자
세가 훨씬 편할 것이다. 그러므로 앉아 있으면서 발생하는 건
강상 부정적인 문제들을 개선하고 건강에 유익하도록 현명하
게 몸을 자주 움직일 수 있는 방법을 찾아본다.
- 선생님은 수업 시간에 학생들을 교실 앞이나 화이트보드 쪽으

로 불러내 다른 학생들에게 뭔가를 설명하도록 지시한다.

- 학생들이 자주 일어나서 몸을 움직여 전정계를 자극할 기회를 만든다. 그럴수록 학생들은 균형 감각이 더욱 좋아지고 수업 시간에 집중력과 학습 능력이 향상될 것이다.
- 짧은 시간이든, 긴 시간이든 휴식 시간이나 놀이 시간을 체계 적으로 편성한다.

학교에서 마련하는 이런 환경은 부모가 통제할 수 있는 상황이 아니 므로, 아이들에게 학교에 일찍 등교해서 될 수 있으면 친구들과 함 께 어울려 놀도록 권장한다. 다른 학부모들과도 미리 합의하여 모든 아이들이 학교에 일찍 등교해서 무리 지어 함께 어울려 놀 수 있도 록 자리를 마련한다.

/ 더욱더 재미있게 놀기 /

우리가 어렸을 때를 회상해보자. 또 아장아장 걷는 아기가 어떻게 노는지 살펴보자. 옛날에는 어떤 놀이가 재미있었을까? 보통 얼마나 몸을 움직이면서 놀았을까? 나무를 타고 올라가본 적이 있는가? 나 무를 타고 올라가다가 갑자기 굴러떨어진 적은 있는가? 줄넘기는 해 보았는가? 가장 먼저 자전거를 탔던 때는 언제였는가? 원숭이처럼 철봉에 거꾸로 매달려본 적이 있는가? 플로리다에 사는 70세 스티븐 젭슨Stephen Jepson은 놀이를 일상생활에 적용하기 위해 평생 연구해왔다. 세계적인 장난감 체인점인 토이스 알 어스Toys "R" Us 주식회사에서는 스티븐 젭슨이 최고의 고객이다. 스티븐 젭슨은 전 세계적으로 초대받은 곳에 장난감을 가지고 다니면서 공이나 접시 따위를 연속적으로 공중에 던지고 받으며 저글링 묘기를 하거나, 막대 위에서 균형 잡기를 하거나, 롤러블레이드를 타는 등 재미있는 놀이를 구현하며, 관객들에게 어린 시절 놀이를 다시 한 번 상기시켰다. 놀이는 나이에 제한이 없다. 누구든 어린 시절 재미있었던 놀이를 떠올려서 아이들에게 가르쳐주고 멋진 추억도 만들어주자!

/ 앉은 자리에서 자주 일어나는 방법 /

고백하건대, 나도 가끔은 앉아 있다가 자주 일어나야 한다는 사실을 깜박 잊을 때가 있다. 그렇다. 〈앉은 자리에서 자주 일어나야 건강하다!〉라는 논문을 빡빡한 마감일에 맞춰야 해서 일을 끝마칠 때까지 2주 동안 계속 앉아 있었던 것 같다. 논문을 완성하고 나서야 굉장히 오랜 시간 앉아 있었다는 사실을 알게 되었으나, 어쨌든 논문을 끝냈다! 하지만 보통 때는 다음과 같이 실천한다.

- 앉아 있다가 20분에서 30분마다 일어나려고 노력한다.
- 일하지 않을 때는 부드러운 안락의자나 소파에 앉지 않는다.
- 텔레비전을 시청할 때는 광고하는 시간에 습관적으로 일어나서 활동한다.
- 주방에서 많은 일을 한다. 직접 사 오거나 주문하여 냉동실에 보관해둔 반조리 식품을 다음 날 요리하기 편하도록 밤에 미리 꺼내놓고 해동한다. 또한 몇 분만이라도 아무 생각 없이 일어나서 해야 하거나, 일어나서 할 수 있는 일들을 되는 대로 처리한다. 이를테면 잠옷으로 갈아입고, 일기를 쓰고, 양치질하고, 콜드크림을 바르고, 다음 날 먹을 약을 준비해놓고, 쓰레기를 버리는 등 해야 할 일들이 있으면 무엇이든 한다. 대신에 이 모든 일은 한꺼번에 하지 않고, 느긋하게 조금씩 나눠서 한다.
- 추운 날에는 따뜻한 차 한 잔을 마시거나 그냥 따뜻한 물 한 잔을 마시고, 더운 날에는 시원한 민트차 한 잔을 마신다. 사실 생수 마시는 것을 별로 좋아하지 않아서 따뜻한 물에 생강을 넣거나 핫 소스 몇 방울을 떨어뜨려 마시는 것을 선호한다! 특히 겨울에 정말 좋다.
- 또한 이렇게 물이나 차를 수시로 마시면 방광에 소변이 빈번히 차므로, 그럴 때마다 매번 일어나 방광을 비워야 한다. 하루 종일 물이나 차를 소량으로 자주 마실수록 체내에 수분이 보충되므로 건강에 아주 좋다.

- 프린터는 앉아 있는 곳에서 팔 길이보다 훨씬 더 떨어진 곳에 놓아둔다.
- 유선 전화는 1.5m 정도 멀리 둔다. 그래서 전화가 울리면 자동 응답기가 작동하기 전에 일어나서 전화를 받을 수 있다. 몹시 성가시더라도 늘 일어날 수밖에 없는 상황을 만든다.
- 필기 노트는 의자 옆 탁자에 놓아두지 않고 뒤에 떨어져 있는 탁자에 놓아두고서 노트를 가지러 갈 때마다 일어나도록 한다.
- 일어나 창문 쪽으로 가서 두 팔을 머리 위로 쭉 뻗어 기지개를 켠다.
- 세탁기에 세탁물을 충분히 넣고 작동 버튼을 누른다. 흔히 작동할 준비가 되면 세탁기에서 윙 하는 소리가 나고, 세탁부터 탈수까지 걸리는 시간이 30분 정도 된다.
- 책상은 창문 옆에 놓는다. 그래서 책상 앞에 앉아 있으면서도 밖으로 나가서 어수선하게 엉클어진 수풀이나 잔가지를 잘라 내고 다듬어야 할지, 잡초를 뽑아야 할지, 식물에 물을 줘야 할지, 가을에 떨어진 낙엽을 치워야 할지, 겨울에 눈길을 치워야 할지 등 주변 상황을 살펴본다. 이런 일들은 한꺼번에 몰아서 하는 것보다 조금씩 나눠서 하면 훨씬 덜 피곤하다.
- 언덕 위나 뒷동산으로 짧게 산책할 수도 있다. 시간은 딱 10분 정도밖에 걸리지 않는다.

요컨대 하루 종일 활동적으로 몸을 자주 움직일수록 체내 에너지가 생성되고, 밤에 수면의 질도 높아져 신체적으로나 정신적으로 더욱 더 건강해지고, 임무를 수행했다는 성취감에 뿌듯함을 느끼며 더욱 행복해진다.

6장

평생 건강한 삶을 누리기 위한 여덟 가지 방법

이 장에서는 중력을 이용하여 현명하게 몸을 자주 움직이는 8가지 방법을 탐구한다. 자, 지금 바로 시작하자!

1. 중력의 축과 평행하게 몸을 움직인다

이 방법은 아주 간단하다. 아무 데도 가지 않고 그냥 앉아 있는 자리에서 일어나기만 하면 된다. 앉아 있다가 자세를 바꿔 일어나는 동작이 건강을 유지하는 데 가장 중요하므로 되도록 자주 일어나면서 현명하게 몸을 움직이기만 하면 된다.

요가 치료사인 주디 바Judi Bar는 "이제 사실을 직시하자. 직장인들 대부분은 근무시간에 주로 장시간 앉아서 근무한다. 우리 몸은 이처럼 장시간 앉아 있는 환경에 적응하고 있는 듯하다. 그래서 직장인들이 퇴근할 때까지 의자에 장시간 가만히 앉아 있으면서도 편안함을 느낀다. 하지만 그러면 안 된다! 사실 일정한 시간 간격으로 의자에서 자주 일어나야 한다. 앉아 있다가 자세를 바꿔 자주 일어날수록 몸이 건강해질 뿐만 아니라 기분까지 좋아진다. 또한 근육의 긴장도 풀어지고 체내 에너지가 놀라울 정도로 증가하여 집중력이 향상하며 업무 능력이 훨씬 높아진다."고 주장한다.

일어나기

- 어떤 식으로 일어나든 아무 상관이 없다. 무릎이나 의자 등 무언가를 짚고 일어나든, 아무것에도 기대지 않고 스스로 일어나든 자주 일어나면 된다.
- 결국 목표는 몸을 숙이지 않고 머리와 등을 꼿꼿하게 세우고서 정면을 바라보며 아무런 도움 없이 혼자서 일어날 수 있어야 한다.
- 먼저 등받이가 딱딱한 의자를 이용하자.
- 현재 책상 앞에 앉아서 컴퓨터를 사용하고 있거나, 편안한 소파에 앉아서 휴대전화 화면이나 책이나 텔레비전을 보고 있다면, 지금부터 20분에서 30분마다 일어나도록 하자.
- 직장에서 업무 중에 일정한 시간 간격으로 자주 일어나면, 신

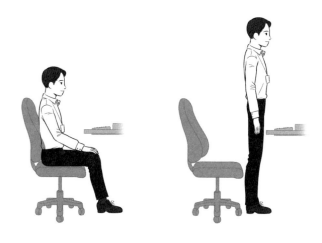

그림 4. 올바르게 일어나는 자세

체 건강이 향상하면서 업무 능력도 향상할 것이다.

• 직장에서 업무 중에 20분에서 30분마다 일어나 1분 정도 계속 서 있자. 이때 화장실을 가거나 물을 마시고 올 수도 있으나, 걷지 않고 그냥 서 있어도 괜찮다. 어느 정도 몸을 움직이면 좋지만, 앉아 있다가 자세를 바꿔 일어나는 것만으로도 건강에 중요한 영향을 미친다.

• 사무실에서 동료들에게 문자나 메일을 보내지 말고, 일어나서 직접 다가가 이야기를 나누자.

• 두 팔을 머리 위로 쭉 뻗어 기지개를 켜거나, 제자리에서 천천히 걷거나, 가능하다면 두 발을 좌우로 벌리고 서서 발바닥을

바닥에 밀착한 채 등을 곧게 펴고 무릎을 구부렸다 폈다 하는 스쿼트 운동을 할 수도 있다. 되도록 아무 도움 없이 혼자 힘으로 천천히 일어났다가 다시 천천히 앉는 습관을 들이자.

- 주로 장시간 앉아 있는 사람들은 자세를 바꿔 일어나는 동작만으로도 건강이 악화되거나 조기 사망에 이를 위험 요인을 개선하는 데 아주 큰 영향을 미칠 것이다.

앉아 있다가 자세를 바꿔 자주 일어날수록 건강이 향상하고 기분도 좋아질 수 있다는 사실을 반드시 기억하자.

올바른 자세로 앉기

앉아 있는 자세는 서 있는 자세만큼은 아니지만, 역시 건강에 중대한 영향을 미친다. 서 있을 때와 마찬가지로 앉아 있을 때도 무엇보다 중력을 이용해 몸을 자주 움직여야 한다.

- 머리와 목과 몸이 일직선이 되게 똑바로 앉아 정면을 바라본다. 이때 팔꿈치를 미끄러지듯 뒤로 젖히거나, 두 팔을 머리 위로 쭉 뻗어 천장에 닿을 정도로 기지개를 켠다.
  이런 동작을 주기적으로 자주 할수록 앉아 있으면서 발생하는 건강상 부정적인 문제들이 개선되어 근육의 긴장이 풀어지고 앉아 있는 자세에서도 양호한 건강 상태가 유지되며 무엇보다

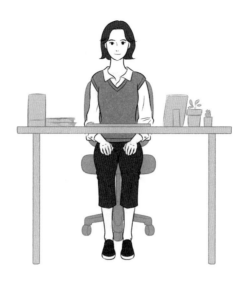

그림 5. 등을 펴고 똑바로 앉아 있는 자세

우리 몸의 중심부인 척추, 골반, 복부를 지지하는 코어 근육이 강해진다.

- 책상 앞에 앉아 있을 때 컴퓨터 화면 높이와 눈높이를 맞춘다. 흉골을 위로 들어올리고 가슴을 우쭐거리며 뽐내듯이 내민다. 혹시라도 바퀴 달린 의자에 앉아 있다면, 주변에 잠깐 볼일이 있을 때 의자에 앉은 채로 바퀴를 이용해 이리저리 이동하지 말고, 일어나서 직접 이동하자.

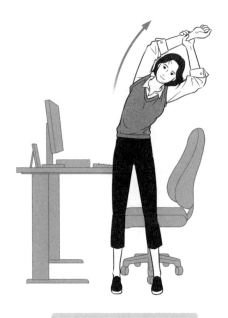

그림 6. 기지개를 켜는 자세

기지개 켜기

- 일어설 때마다 양팔을 최대한 높이 들어올려 몸을 쭉 늘리며 기지개를 켠다. 이때 머리 위로 들어올린 양팔을 흔들 수도 있고, 왼손으로 오른쪽 팔을 잡아 끌어당기면서 오른쪽 옆구리가 팽팽하게 늘어나도록 몸을 왼쪽으로 부드럽게 기울일 수도 있다. 또한 같은 방법으로 오른손으로 왼쪽 팔을 잡아 끌어당기면서 왼쪽 옆구리가 팽팽하게 늘어나도록 몸을 오른쪽으로 부드럽게 기울여 스트레칭을 할 수도 있다.

- 하루 일과를 마친 후에도 20분에서 30분마다 계속 일어난다.
- 저녁에도 낮과 마찬가지로 가끔 일어나야 하는 상황을 일부러 만든다. 예를 들어 프린터는 앉아 있는 자세에서 팔을 뻗어 손이 닿지 않는 곳에 놓아둔다.
- 집에서 텔레비전을 볼 때는 광고하는 시간에 일어나거나, 걸어서 물을 마시고 오거나, 식물에 물을 주거나, 요리를 하자. 또한 초인종이 울리면 바로 일어나서 초인종에 답하고, 일어나서 전화 통화하는 등 무슨 일을 하든 되도록 자주 일어나서 하자.

앉기

- 가능하면 천천히 앉도록 한다. 결국 목표는 등을 곧게 펴고 머리와 척추도 꼿꼿이 세워 천천히 앉을 수 있도록 노력하는 것이다.
- 화장실을 이용할 때는 일어설 때와 마찬가지로 되도록 아무것에도 기대지 말고 최대한 천천히 앉도록 한다.

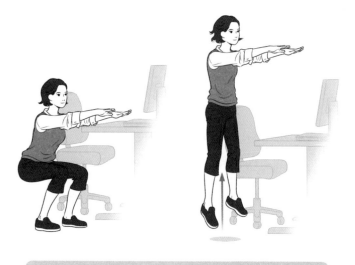

그림 7. 스쿼트 자세(왼쪽)와 스쿼트 자세로 수직으로 뛰어오르기(오른쪽)

스쿼트 자세와 무릎 구부리고 앉기

온전한 스쿼트 자세에서 일어나면, 인체에서 느끼고 인체에 영향을
미치는 중력이 더욱 증가하므로 일어나면서 발생하는 건강상 효과
가 향상될 것이다. 선도적인 정골요법 의사인 메콜라Mercola 박사는
10분마다 스쿼트 자세에서 수직으로 높이 뛰어오르면 인체에 영향
을 미치는 중력이 최대한으로 증가하여 건강상 이득도 최고로 향상
된다고 주장한다. 마찬가지로 수직으로 높이 뛰어올라 다시 스쿼트
자세로 천천히 몸을 낮출수록 스쿼트 자세를 지탱하는 다리와 등 근
육이 강해질 것이다.

버지니아 대학교 의과 대학 내분비학 명예교수인 마이클 오 토너Michael O. Thorner 박사는 제2형 당뇨병 환자들에게 한 시간마다 스쿼트 운동을 3번씩 하도록 조언한다. 또한 당뇨병이나 당뇨병 전증 환자들이 스쿼트 운동을 하면 혈당을 조절할 수 있으므로, 스쿼트 운동이 당뇨병이나 당뇨병 전증을 치료하는 데 가장 좋은 운동이라고 강조한다.

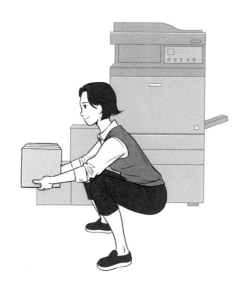

그림 8. 다리를 구부리고 앉아 물건을 들어 올리는 자세

- 양발을 좌우로 벌리고 서서 발바닥을 바닥에 밀착한 채 등을 곧게 펴고 무릎을 구부려 스쿼트 자세로 앉아 몸을 앞으로 숙이지 않고 상자를 집어 들어올린다. 이런 운동을 하면 다리와 등 근육이 강해진다.
- 어디에서든 무료하게 줄을 서서 기다리는 동안 스쿼트 자세를 제대로 해본다. 두 발을 좌우로 벌리고 서서 열 발가락을 바닥에서 들어올린 채 등을 곧게 펴고 무릎이 발 앞으로 나오지 않도록 구부려 스쿼트 자세로 앉을 때 몸을 아래로 얼마나 낮출 수 있을까?
- 바닥에서 무릎을 구부려 스쿼트 자세로 앉아 아이와 함께 놀 수도 있다.
- 화장실을 이용할 때 어떻게 앉고 일어나야 할지 생각해보자. 되도록 아무것에도 기대지 말고 최대한 천천히 앉았다가, 등을 곧게 펴고 천천히 일어난다.
- 스쿼트 자세로 앉기 힘들면 무릎을 자주 구부리자.
- 무릎을 구부리고 앉는 스쿼트 자세로 있다가 일어나는 운동을 힘들어서 더는 지탱하지 못할 때까지 계속하자.

이 운동은 전 세계적으로 모든 연령대 절반 이상이 매일 실천하고 있다.

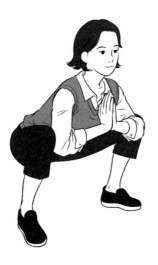

그림 9. 스모 스쿼트 자세

스모 스쿼트 자세로 앉기

스쿼트 자세 중에도 스모 스쿼트 자세를 기억해두고 해보자. 2015년 10월 중순 무렵, 일리노이 대학 캠퍼스에서 열린 '주로 앉아서 생활하는 습관과 건강 컨퍼런스(Sedentary Behavior and Health Conference)'에서 네빌 오웬Neville Owen 박사는 그 시간에 스모 스쿼트 자세로 앉는 운동 방식에 대해 설명하지 못했다고 말했다. 나는 텔레비전에서 스모 선수들을 본 적이 있으나, 스모 선수들이 취한 자세를 흉내 낸 운동을 생각해본 적은 없었다. 그래서인지 네빌 오웬 박사가 지적한 스모 스쿼트 자세로 앉는 운동 방식이 궁금해졌다.

일리노이 대학 캠퍼스에서 열린 컨퍼런스가 끝나자 나는 곧바로 네빌 오웬 박사에게 다가가 스모 스쿼트 자세에 대해 좀 더 이야기를 나누고 싶다고 말했다.

우리는 커피숍으로 자리를 옮겼는데, 그곳에서 네빌 오웬 박사는 장내 모든 사람들이 온전히 볼 수 있도록 스모 스쿼트 자세로 앉는 운동 방식을 보여주었다. 얼마나 놀라운 광경이었을지 상상해보라! 내가 알고 있던 운동 효과보다 훨씬 더 근육을 강화하는 아주 멋진 운동 방식이었다. 이때부터 나는 스모 스쿼트 자세로 앉는 운동 방식을 권장하고 있다.

실버네일Silvernail은 유튜브 방송 '운동 치유(Movement Heals)'에서 "상당히 넓은 거실에서 벽 밑 부분에 대는 좁은 널빤지를 따라 페인트를 칠하는 동안에는 단순히 무릎을 구부리고 스쿼트 자세로 앉아 있다가 일어나는 동작을 하루에 50번에서 100번 정도 하는데, 이런 동작이 전반적으로 건강에 긍정적인 영향을 미친다는 사실을 알게 되었다."고 말했다.

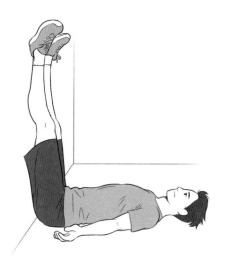

물구나무서기

- 가능하면 물구나무를 서거나, 머리가 아래로 향하도록 자세를 바꾼다.

- 머리를 아래로 향하면 머리로 혈액이 이동한다. 온몸에 혈액 순환이 향상된다.

- 운동장에서 원숭이처럼 철봉에 거꾸로 매달린다. 또는 침대 위에서 엎드려 머리를 침대 아래로 늘어뜨리고 책을 읽는다.

- 바닥에 누워 두 다리를 공중으로 들어올리거나 벽에 기댄다. 또는 엉덩이 밑에 베개를 놓고 누워 소파 위로 두 다리를 걸친다.

2. 바른 자세로 생활한다

서 있든, 앉아 있든 간에 자세에 유의하자. 책상 앞에 앉아서 작업하든, 느긋하게 휴식을 취하든, 친구에게 휴대전화 문자를 보내든 간에 올바른 자세를 유지하는 것이 무엇보다 중요하다. 고개를 앞으로 숙이거나 어깨를 구부정하게 움츠리지 않도록 한다. 고개를 앞으로 숙이거나 어깨를 구부정하게 움츠려 앉는 자세는 목과 척추에 악영향을 미친다. 부드럽고 편안한 안락의자나 소파에 앉지 않고 등받이가 똑바른 의자에 앉으면 수월하게 올바른 자세를 유지할 수 있다. 일어나서 기지개를 켜듯이 앉아 있으면서도 두 팔을 머리 위로 뻗고 몸을 쭉 늘려 기지개를 켤 수 있다.

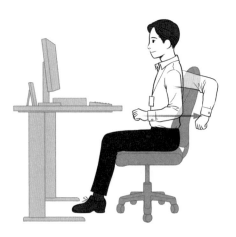

그림 11. 똑바로 앉아서 양 팔꿈치를 미끄러지듯이 등 뒤로 밀어 자세 개선하기

- 등을 곧게 펴고 바른 자세로 앉는다. 양쪽 어깨를 아래로 내린 채 가슴을 하늘 높이 들어올린다. 두 팔을 머리 위로 뻗어 손바닥을 마주대고, 열 손가락을 위로 향하게 한다. 이때 오른손으로 왼쪽 손목을 잡아 오른쪽 윗부분으로 끌어당기며, 오른쪽 엉덩이를 의자에 단단히 고정한 채 양팔을 머리 위 뒤쪽으로 당긴다. 어떤가, 왼쪽 옆구리가 길게 늘어나는 느낌이 드는가? 이 자세를 1분 간 유지한다. 그런 다음 서서히 자세를 풀고, 같은 방법으로 반복해서 왼손으로 오른쪽 손목을 잡아 왼쪽 윗부분으로 끌어당긴다. 왼쪽 엉덩이를 의자에 단단히 고정한 채 두 팔을 머리 위 뒤쪽으로 당기며 오른쪽 옆구리를 길게 늘여서 이 자세를 1분 간 유지한다.

- 양쪽 어깨를 뒤로 둥글게 돌려 긴장 상태를 풀어준다.

- 두 팔을 구부린다. 양 팔꿈치를 허리선을 따라 미끄러지듯 등 뒤로 최대한 멀리 보낸다. 머리를 숙이지 않는다. 이 자세를 1분 간 유지하고 나서 풀어준다.

- 책상 위를 잡고 요가에서 고양이와 소 자세로 천천히 등을 올렸다가 내리면서 몇 차례 반복한다. 이때 양쪽 어깨를 앞으로 내밀고 머리를 둥글게 말아 고양이처럼 등을 오목하게 구부리면 양쪽 어깨뼈 사이가 길게 늘어나는 느낌이 든다. 또한 이 자세와 반대로 두 팔을 길게 쭉 뻗어 가슴과 머리를 위로 들어올리면 가슴 주변이 등 뒤로 길게 늘어나는 느낌이 든다. 양쪽 어

깨를 아래로 끌어당기고 머리를 어깨 쪽으로 기울인다. 턱을 앞으로 뺀 다음, 머리를 그 자세로 유지하고 턱을 어깨 쪽으로 부드럽게 돌린다. 그러면 목이 늘어나는 느낌이 든다.

3. 균형과 조정 기능을 강화한다

- 현재 서 있는 자세에서 발에 있는 자기 수용 감각기(균형 감각기)를 자극한다.

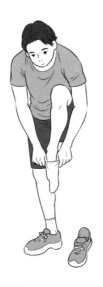

그림 12. 서 있는 자세로 양말, 신발 등을 신고 벗기

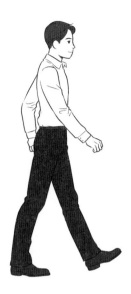

그림 13. 고개를 들고 등을 곧게 펴고 걷기

- 서 있는 자세로 옷, 양말, 신발 등을 신고 벗는다. 처음에는 서 있는 채로 벽이나 침대에 기대어 시도한다. 이렇게 계속 시도하다 보면 2주 안에 서 있는 자세로 바지를 입고 벗을 수 있고, 나중에는 양말이나 팬티스타킹도 신고 벗을 수 있게 된다.

- 걸을 때는 고개를 들고 어깨를 뒤로 젖힌다.

- 우체국이나 계산대 앞에서 줄을 서서 기다리고 있을 때, 요가에서 서 있는 기본 자세인 산자세로 등을 곧게 펴고 똑바로 선다. 이때 어깨를 뒤로 젖히고, 가슴을 위로 들어올리고, 머리와 척추가 균형 있게 일직선을 이루도록 한다. 그런 다음 한 발을

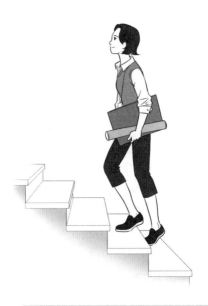

들고 한쪽 다리에만 체중을 실어 잠시 서 있도록 한다.

- 앉아 있을 때도 등을 곧게 펴고 바른 자세로 앉거나 머리 위에 책을 올려놓는다. 머리 위에 책을 계속 올려놓고 싶으면 올바른 자세를 유지해야 할 것이다.

- 춤을 춘다! 집에 혼자 있을 때도!

- 벽에 페인트를 칠한다. 처음에는 낮은 발판 의자부터 시작해서 좀 더 자신감이 생기면 높은 곳으로 이동한다.

- 계단을 오르내릴 때는 처음에는 난간을 잡고 오르내리다가 차츰 난간을 잡지 않고 오르내리는 연습을 한다. 난간을 잡지 않

고 익숙하게 계단을 오르내릴 수 있을 때까지 계속 시도한다.

- 가능하면 한쪽 다리로만 오래 서 있다가 다리를 바꿔 다른 한 쪽 다리로만 서 있도록 한다. 스스로 시간을 잰다. 한쪽 다리로 만 서 있는 자세가 익숙해지면, 눈을 감고 한쪽 다리로 서 있는 자세를 시도한다.
- 걷는 습관을 계속 유지한다.

걷기는 가벼운 유산소 운동이라고 생각하는 사람들이 많다. 그렇기 도 하지만, 집안일이나 정원을 가꾸는 일과 마찬가지로 걷기도 열량 을 많이 소모할 수 있다. 하지만 친구와 함께 천천히 산책하면서 하 루 운동 권장량을 다 채웠다고 생각한다면, 그야말로 잘못된 생각일 수 있다.

걷기는 균형과 조정 기능을 가장 철저하게 관리할 수 있는 운동이 다. 따라서 다리 근력을 강화하고 걷는 동작을 균형 있게 유지하려 면, 앞으로 걸으면서 옆으로도 자주 걸어야 한다.

모든 다른 운동과 마찬가지로 걷기 운동도 자세가 정확해야 한다. 이를테면 등을 곧게 펴고 꼿꼿한 자세로 두 팔을 앞뒤로 흔들면서 두 발을 서로 스치듯이 걸으며, 자연스럽게 보폭을 늘려 성큼성큼 걷도록 한다.

우주 비행을 마치고 지구로 돌아온 우주비행사들이나 노화한 사 람들일수록 안정감을 위해 두 발을 더 넓게 벌리고 서 있거나 보폭

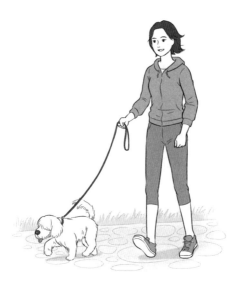

그림 15. 개를 데리고 자주 산책한다. 그럴수록 개와
더욱더 친하고 가깝게 지내게 될 것이다.

"적당한 강도로 걷거나 1분에 100보 정도로 걷는다. 이때 비 지스Bee Gees의 노래 '스테잉 얼라이브Staying Alive'를 듣거나 콧노래를 흥얼거리면서 걸으면 좋다. 이 노래의 박자가 1분에 100비트 정도 되기 때문이다."라고 캘리포니아 샌디에고 대학 사이먼 마샬Simon Marshall 박사는 조언한다.

을 짧게 종종걸음으로 걷는 경향이 있다. 또한 우리는 나이가 들수록 고개를 아래로 떨구고 자기 발을 쳐다보면서 걷기도 하는데, 이제는 자세를 제대로 해서 걸어야 한다.

올바른 자세로 걷기 위해서는 두 팔을 등 뒤로 엇갈리게 보내서 될 수 있으면 팔꿈치 가까이 움켜잡고, 가슴을 위로 들어올리고, 정면을 똑바로 바라보며 자연스럽고 긴 보폭으로 걷도록 노력해야 한다. 안전을 위해 고개를 숙이고 자기 발을 쳐다보면서 걸으면, 자세가 구부정하게 변하고 건강에 악영향을 미칠 수 있다.

걷기 운동은 전반적으로 몸의 균형과 조정 기능을 향상하는 데 좋다. 게다가 기분에도 영향을 미친다. 또 기분 상태에 따라 걷는 방식이 달라질 수 있다. 이를테면 슬플 때는 어깨를 축 늘어뜨리고 걷지만, 행복할 때는 깡충깡충 뛸 듯이 활발하게 걷는다.

캐나다 고등 연구소(Canadian Institute for Advanced Research)에서 요하네스 로데Johannes Rhode 박사가 동료들과 함께 연구한 결과에 따르면, 이와 반대로 걷는 방식에 따라 기분도 달라졌다. 다시 말해서 걷는 방식이 기분에 영향을 미친다는 뜻이다. 이를테면 활기차게 걷거나, 친구들과 함께 행복한 이야기를 나누면서 걸으면 감정이 긍정적으로 바뀐다.

4. 다양하게 움직일 기회를 만든다

여러 방식으로 좀 더 많이 움직일 기회를 찾도록 한다. 그렇게 해서 자기 스스로 목적을 달성하면 그에 따른 성취감도 느낄 것이다. 사실 하루 종일 움직일 기회는 무수히 많다. 자신의 신체 능력과 생활 방식과 직업 등을 고려하여 자주 움직일 수 있도록 다양한 방식들을 생각해내야 한다.

시도해볼 수 있는 몇 가지 방식들은 다음과 같다.

- 가능하면 엘리베이터나 에스컬레이터 대신 계단으로 오르내린다. 일어나고 앉을 때와 마찬가지로 계단을 내려갈 때는 다리 뒤쪽 근육들이 다양하게 작용한다. 처음에는 안전을 위해 난간을 붙잡고 오르내리다가 차츰 손을 떼고 오르내린다. 난간을 붙잡지 않고 혼자 힘으로 계단을 오르내릴 수 있을 때까지 열심히 노력한다.
- 직장이나 목적지에서 최대한 멀리 떨어진 곳에 주차하거나 대중교통을 이용하며 일상적으로 활동량을 늘린다. 또한 틈나는 대로 마트 등에서 장을 본다.
- 개를 데리고 자주 산책한다. 부담 없이 시간을 일정하게 정해놓고 매번 실천한다.
- 냉장고에 있는 재료로 수프나 음식을 만든다. 직접 요리할수록

영양 상태가 더욱더 좋아지고 음식도 훨씬 더 맛있게 섭취하는 즐거움을 느낄 수 있다.

- 정원에 나무를 심는다. 정원을 가꾸는 일은 활동량을 자연스럽게 늘리기에 아주 좋고, 심지어 정원이 집에서 3m 떨어져 있으면 활동량이 놀라울 정도로 증가한다.

- 집과 자동차를 좀 더 깨끗하게 유지하겠다고 굳게 다짐한다. 다짐한 대로 실천할수록 집과 자동차 공간이 더욱 쾌적해지고, 건강 상태는 더더욱 좋아진다.

- 일주일에 한 번 어딘가를 오고갈 때는 가능한 자동차로 이동하지 않고 본인의 힘으로 걷거나 자전거를 타거나, 대중교통을 이용한다. 차 안에 앉아 있지 않고 밖에서 활동하는 것만으로도 대단히 좋다.

- 텔레비전 앞에 앉아서 식사하지 말고 정원에 나가서 식사한다. 또한 가장 친한 친구들을 만나서 산책을 하거나 도보 여행을 한다.

- 테니스, 탁구, 골프, 미니 골프 등 스포츠를 최대한 오랜 시간 즐긴다.

- 춤을 춘다.

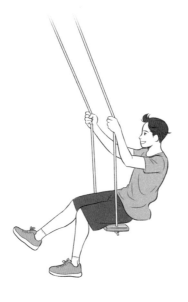

그림 16. 그네 타기는 중력을 유익하게 이용하는 운동이지만, 그네를 타면서도 즐겁게 운동하고 있다는 사실을 아는 사람은 별로 없다.

나는 산책하면서 레저 월드Leisure World에 거주하는 에스더Esther 와 이야기를 나누게 되었다. 내가 에스더에게 운동을 하는지 묻자, 에스더는 "저는 춤을 춰요! 음악을 크게 틀어놓고 바퀴 달린 주방 의자를 밀면서 주방 여기저기를 돌아다니며 춤을 추고 노래를 불러요!"라고 대답했다.

5. 일어나서 몸을 움직이며 논다

우리는 나이가 들수록 잘 놀지 않는다. 대부분 사람이 지금보다 어렸을 때 얼마나 더 날씬했는지 알고 있는가? 이젠 생활 방식을 바꿔 어렸을 때처럼 활동적으로 놀겠다고 약속하자!

플로리다 대학의 도예과 교수이자 진취적인 도예가이기도 한 스티븐 젭슨 박사는 젊음을 유지하기 위한 수단으로서 70대에 즐길 수 있는 예술 놀이를 개발하기 시작했다. 그래서 현재는 '놀이터에서 놀이를 즐기는 프로그램(Never Leave the Playground program)'을 진행하면서 청중들에게 놀이를 즐겁게 하는 방식을 행동으로 보여주며 설명하는, 전 세계적으로 뛰어난 놀이 강연자가 되었다. 혹시라도 이제 다시 어떤 놀이부터 시작하면 좋을지 잘 모르겠다면, 공이나 접시 따위를 연속적으로 공중에 던지고 받는 저글링부터 시작하도록 추천한다. 우선 테니스공을 몇 개를 가지고 공중으로 계속 던지고 받는 요령부터 익힌다. 저글링은 나이가 많든, 적든, 나이와 상관없이 다 같이 즐기면서 쉽게 친해질 수 있고 균형 감각도 회복하기에 아주 좋은 놀이 방식이다.

은퇴한 신경정신과 의사인 존 키친John Kitchin 박사는 이와 다른 방식으로 운동한다. 70대인데도 로스앤젤레스에 있는 머리나델레이 Marina del Ray 만을 롤러블레이드를 타고 돌면서 새로운 친구들을 많이 사귀었다. 또한 재미있게 즐길 수 있는 놀이로서 롤러브레이드의 가치를 높게 평가하고, 중력을 이용해 롤러브레이드를 타면서 균형 감각을 회복하고 지속적으로 유지하고 있다.

자신이 실제로 즐기고 싶은 놀이가 무엇인지 깊이 생각해보고, 시간을 내서 즐겨보자. 혹시 참고할 보기가 필요하다면, 다음과 같이 몇 가지 놀이 방식을 추천한다.

- 지역 주민들이 많이 이용하는 운동장이나 공원에 가서 그네를 탄다. 이때 인체에 영향을 미치는 중력이 증가한다!
- 사방치기 놀이를 한다. 근력과 균형 기능을 강화하는 데 아주 효과적이다.
- 춤을 춘다! 파트너가 있어서 함께 춤추면 좋겠지만, 파트너 없이 혼자 춤춰도 된다.
- 해변, 풀장, 수영장 등에서 친구들과 함께 수영한다.
- 놀이공원에 가서 놀이 기구를 탄다. 롤러코스터 타기가 아주 재미있다.
- 창의력을 발휘하여 그림을 그리거나, 실내장식을 하거나, 무언가를 만든다.
- 자전거를 탈 수 있는 안전한 장소에서 자전거를 즐겁게 탄다.
- 친구와 함께 활동적인 게임을 한다.
- 골프를 치거나 카약을 타고 노를 저으며 계곡을 넘는 등 새로운 놀이를 시도한다. 미니 골프를 칠 때도 의자에 앉아 있지 말

고 일어나서 계속 움직인다.

- 저글링을 시도한다.
- 테니스나 스키, 윈드서핑 등을 즐긴다. 스키 폴 같은 긴 막대를 들고 공원에서 걷는다.
- 겨울에 눈사람을 만들거나, 눈 위에 누워서 팔다리를 위아래로 휘저어 천사 모양을 만든다. 좀 더 체력을 단련할 수 있는 운동을 즐기려면, 눈이 덮인 산이나 들과 같은 지형에서 친구나 가족과 함께 스키를 타고 가파른 비탈 아래로 미끄러져 내려간다. 물론 힘들 정도로 빠르게 내려갈 필요는 없다.
- 줄넘기를 하거나, 발을 양옆으로 벌리고 팔을 머리 위로 들어 올리면서 가볍게 뛰는 점프 잭 운동을 하거나, 몸을 웅크리고 앉아서 점프(이때 인체에 영향을 미치는 중력 G가 6G까지 6배 증가할 수 있다)하거나, 트램펄린에서 점프(이때 인체에 영향을 미치는 중력 G는 4.5G)한다. 인체를 자극하는 중력이 간헐적으로 증가하는 운동을 찾고 있다면, 롤러코스터를 타거나, 몸 전체가 진동하는 하이퍼바이브 운동을 하거나, 우주 비행 훈련을 하듯이 몸 전체가 회전하는 자이로 운동을 하는 등 원심력이 작용하는 운동을 한다. 이러한 운동들은 인체를 자극하는 중력이 상당히 크게 증가한다.

6. 오래된 전통 운동을 해본다

요가, 태극권, 기공, 알렉산더 건강법(Alexander Technique, F.M. 알렉산더가 만든 건강법으로 스스로 인지하지 못하는 고정된 생각과 행동 습관으로부터 벗어나 심신의 조화를 회복하는 기법-옮긴이) 등 아주 오래된 운동 방식을 집에서 수행하거나 몇 가지 강좌에 두루 참여해본다. 이러한 운동들 대부분은 중력을 이용해 몸을 움직이며, 자연에서 관찰되는 나무, 식물, 새, 동물 등의 모습을 모방한 동작을 취하는 방식이다.

연구 결과, 20분 간 한 차례 요가를 할 때가 20분 간 러닝머신에서 뛸 때보다 기억력과 뇌 기능이 훨씬 더 활발하게 향상되었다. 요가 동작은 힘을 쓰며 운동하는 방식이 아니라 몸을 자연스럽게 천천히 움직이는 방식이다. 간단히 말해서 요가는 습관적으로 몸을 천천히 움직이거나, 명상과 호흡, 스트레칭 등을 결합한 복합적인 심신 수련 방법이다.

알렉산더 건강법은 걷기, 달리기, 앉기, 일어나기, 먹기, 뜨개질하기, 골프, 수영, 청소 등과 같은 '행동'을 할 때, 언제든 몸을 제대로 움직이는 방법을 익히도록 요가와 태극권에서 사용하는 기법들을 통합하여 적용한 또 다른 운동 방식이다. 하지만 알렉산더 건강법을 학습하면서 근육을 지나치게 긴장시키거나 수축시키면, 관절이 경직되어 통증을 유발할 수 있다.

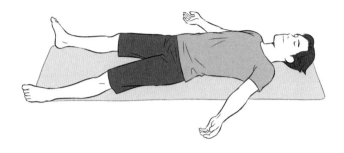

그림 17. 몸을 이완하여 휴식하기

7. 몸을 이완하여 휴식을 취한다

운동을 마치면 운동 효과를 극대화할 수 있도록 온몸을 이완하여 휴식을 취해야 한다. 그렇지 않으면 대부분 운동 효과가 바로 떨어질 수 있다.

- 우리는 자세를 똑바로 지탱할 수 있도록 항상 근육을 최소한 부분적으로 수축하고 있다. 따라서 이러한 부분적인 수축도 풀어놓고 중력을 그대로 받아들여 의식적으로 온몸을 이완해야 한다.
- 바닥이나 물속에 누우면 몸을 최대로 이완할 수 있다.
- 누워서 호흡 속도를 늦추고, 의식적으로 심장 박동수를 떨어뜨

리고, 혈압을 낮추고, 마음을 비우고, 온몸을 이완하여 휴식을 취하면, 온몸에 다시 활기를 되찾아 기분도 상쾌해질 것이다.

- 중력을 이용해서 몸을 천천히 움직이면 건강상 이로움을 얻게 되는데, 긴장을 풀고 계속 반복적으로 몸과 마음을 이완할수록 실제로 얼마나 기분이 좋아지는지 좀더 명확하게 느낄 수 있고 보다 더 효과적으로 확실하게 건강상 유용한 효과를 얻을 수 있다.

- 온몸을 샅샅이 관찰하고 탐구한다. 방법은 간단하다. 마음을 가다듬고 호흡에 집중하여 명상에 잠긴다. 온몸을 샅샅이 관찰하고 탐구하면서 심장 박동수가 떨어지고 혈압이 낮아지고 근육과 피부, 힘줄, 인대, 신체 기관 등이 이완하는 과정을 인식한다.

현명하게 몸을 자주 움직이는 방식은 자연스럽게 몸을 움직이면 되지만, 어느 정도 의식적으로 몸을 움직여야 할 필요가 있다. 성공 비결은 앞서 언급했듯이 일정한 시간 간격으로 자세를 바꿔 몸을 자주 움직이는 후천적 습관을 들이는 것이다!

　몸을 자주 움직일수록 더 많이 움직이고 싶어질 것이다. 우선 아이들을 가만히 앉아 있도록 훈련할 때, 잠시도 가만히 앉아 있지 못하고 쉼 없이 움직이는 아이들에게 어떻게 지시했는지에 주목하자. 몸을 많이 움직일수록 우리 몸은 움직인 만큼 더욱 더 많이 움직여

쥐야 할 곳이 생기게 된다.

　몸을 자주 움직이면 저절로 선순환 현상이 발생하여 온몸에 활기를 띠게 된다. 그러면 하루 종일 기분 좋은 상태를 유지할 수 있다. 매일 자연스럽게 적당히 힘들지 않을 정도로 몸을 자주, 현명하게 움직일수록 활동량도 자연히 더 많아지고 건강상 유익한 효과가 생겨 지금부터 평생 동안 건강하고 행복한 삶을 누리게 될 것이다.

8. 자기 내면을 살피고 잘못된 습관을 바꾼다

잠에서 깨는 순간부터 눈을 감고 잠드는 시간까지 다음과 같은 상황을 자각하면서 자세를 점검하고 몸을 움직이는 새로운 습관을 만든다.

- 지금 어디에 있는가
- 지금 무엇을 하고 있는가
- 지금 어떤 느낌인가
- 조정할 준비가 되어 있는가

/ 기억해야 할 핵심 요점 /

땀을 흘리며 애쓰지 않아도, 자연스럽고 현명하게 몸을 자주 움직이면 다음과 같은 기분 좋은 일들이 일어난다.

- 하루 종일 체내에 활력을 불어넣을 수 있는 에너지가 쌓인다.
- 운동 중독에서 벗어나 다른 소중한 시간을 얻는다.
- 집안일을 하면 호주머니에 돈이 차곡차곡 쌓인다.
- 균형 기능이 회복된다.
- 뻣뻣한 목과 통증과 고통이 사라진다.
- 어린이 놀이나 어른들 놀이를 행복하게 즐긴다.
- 늘 서 있으려고 하지 않아도 체중이 줄어든다.
- 중력의 축과 평행하게 몸을 움직이면서 젊고 건강한 삶을 유지한다.
- 수시로 걷는 습관을 유지한다.
- 몸을 자주 움직이는 습관을 들인다.
- 현재의 삶을 사랑한다.

결국 무엇보다 계속해서 몸을 자주 움직이고 활동적으로 생활하면, 이에 대한 보답으로 하루 종일 체내에 활력이 넘치고 밤에 숙면을 취하고 정신적으로나 신체적으로 더욱 더 건강해지면서 행복감과

성취감을 느끼게 된다.

딱 하나만 기억하자.

"몸을 자주 움직여야 평생 건강한 삶을 누린다."

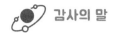 감사의 말

앉아 있는 생활방식이 얼마나 건강에 해로운지에 관한 내용을 주제로 또 다른 책을 쓰게 될 줄은 몰랐다. 하지만 앉아 있으면서 발생하는 건강상 문제는 분명 사라지지 않았고, 여러 해가 지나도 여전히 해결되지 않고 있다. 실제로 이 문제는 그 어느 때보다 훨씬 더 심각하다. 요즘 현대인들은 예전보다 더 많은 시간을 앉아 있다. 그만큼 이 문제를 들여다보는 대중들의 관심도 커졌다. 이런 때 켄트 소르스키Kent Sorsky 박사가 내게 "또 다른 책을 쓰고 있느냐"고 물었다! 켄트 소르스키 박사가 한 이 말에 자극을 받아 펜을 들기 시작했으므로, 나는 정말 그에게 감사해야 한다.

또한 연구하는 내내 전적으로 나를 지지해준 아들 조지George, 많은 분량의 원고들을 끈기 있게 여러 차례 교열해준 멋진 내 남편에게 똑같이 감사를 전한다.

나는 이 작업을 네빌 오웬과 웨이모 저우Weimo Zhou 교수가 의장을 맡고 일리노이 어배너에서 열린 '주로 앉아서 생활하는 습관과 건강 컨퍼런스'와 알란 헷지Alan Hedge 교수가 의장을 맡아 라스베이거스에서 열린 '인체공학 컨퍼런스(Ergonomics Conference)'를 기다리면서 진행했다. 그리고 유명한 '인간과 기계 인식 연구소(Institute for Human and Machine Cognition)'에서 초청 강연도 했다. 나는 이런 컨퍼런스에 참석하면서 오래 앉아 있어서 발생하는 건강상 문제들을 심각하게 바라보는 관점과 내 견해를 신랄하게 발표할 기회를 얻었다. 그러면서 컨퍼런스에 참석한 모든 분들께 많은 도움을 받았다.

그다음 편집 부분은 아주 훌륭한 편집자 엘사 피터슨Elsa Peterson이 도와주었다. 엘사 피터슨은 내 견해를 이해한 후 말끔히 정리해주는 마법사이다. 엘사 피터슨에게 영원히 감사한 마음을 전한다.

두말할 나위 없이 예전에 우주나 지상에서 진행했던 실험 연구에 참여한 실험 연구 대상자들, 미국인과 러시아인 남녀 모든 분께도 감사와 존경을 표한다. 실험 연구에 참여한 실험 연구 대상자들 덕분에 다른 우주비행사들이 화성에서 건강하게 장기 체류하고 지구로 돌아와서도 건강한 삶을 사는 데 많은 도움을 받을 것이다.

우리는 우주 비행 임무를 수행할 때마다 매일 중력이 인체에 얼마나 영향을 미치는지를 파악하여 중력과 인체의 상호작용을 점점 더 제대로 알아가고 있다. 우리는 미국인 우주비행사 스콧 켈리가 기록한 6개월 장기 우주 체류 기록을 바로 깨고 다시 신기록을 세웠다. 이 일은 이제 막 시작되었을 뿐이다.

|주|

1. Vernikos, J. "Space and Aging: Parallel Processes." NASA pamphlet, 1986.

2. Sandler H., Vernikos J. (eds.,) Inactivity: Its Physiology. New York:Academic Press, 1986.

3. Vernikos, J. The G-Connection:Harness Gravity and Reverse Aging. iUniverse,2004.

4. Ekelund, U., Steene-Johanessen, J., Brown W.J., Fagerland, M.W., Owen, N.,Powell, K.E., Bauman, A., Lee, I-Min. "Physical activity attenuates the detri-mental association of sitting time with mortality: A harmonised meta-analysis of data from more than one million men and women." Lancet(July, 2016): DOI:10.1016/S0140-6736(16)30370-1.

5. Dunlap, D., Song, J., Arnston, E., Semanik, P., Lee, J., Chang, R.,Hootman, J.M. "Sedentary time in US older adults associated with disability in activities of daily living independent of physical activity." Journal of Physical Activity & Health (2015): 12(3):93-101.

6. Levine, A.J. Get Up! Why Your Chair Is Killing You and What You Can Do About It. New York: Palgrave Macmillan, 2014, p. 234.

7. Hamilton, M.T., Hamilton, D.G., Zderic, T.W. "Role of low energy expenditure and sitting in obesity, metabolic syndrome, type-2 diabetes and cardiovascular disease." Diabetes (2007): 56(11):2655–2667.

8. Hamilton,M.T.,Hamilton,D.G.,Zderic,T.W.,Owen,N."TooLittle Exercise and Too Much Sitting: Inactivity Physiology and the Need for New Recommendations on Sedentary Behavior." Curr Cardiovasc Risk Rep. (July 2008): 2(4):292–298.

9. Vernikos, J., Ludwig, D.A., Ertl, A.C., Wade, C.E., Keil, L.C., O'Harra, D. "Effect of Standing or Walking on Physiological Changes Induced by Head-Down Bed Rest." Aviat Space Env Med (1996): 67:1069–1079

10. Engelke, K.A., Doerr, D.F., Convertino, V.A. "A single bout of exhaustive exercise affects

integrated baroreflex function after 16 days of head-down tilt." American Journal of Physiology (1995): 269:R614–620.

11. Lynch, B.M., Neville, Owen. "Too Much Sitting and Chronic Disease Risk: Steps to Move the Science Forward." Ann of Int Med (2015): 162:146–147.

12. American Heart Association (statistics on sedentary jobs and average work week): http://www.heart.org/HEARTORG/GettingHealthy/PhysicalActivity/FitnessBasics/The-Price-of-Inactivity_UCM_307974_Article.jsp#

13. Lewis, S., Hennekens, C. "Regular Physical Activity: Forgotten Benefits." Amer J Med (2016): 129(2):137-138.

14. Wilmot, E.G., Edwardson, C.L., Achana, F.A., Davies, M.J., Gorely, T., Gray, L.J., Khunti, K., Yates, T., Biddle, S.J.H. "Sedentary Time in Adults and the Association with Diabetes, Cardiovascular Disease and Death: Systematic Review and Meta-Analysis." Diabetologia (2012): 55(11):2895–2905.

15. Virtanen, M., Heikkila, K., Jokela, M., Ferrie, J.E., Batty, G.D., Vahtera, J., Kimivaki, M. "Long Working Hours and Coronary Heart Disease: A Systematic Review and Meta-Analysis." Amer J Epidemiol (2012): 176 (7): 586-596.

16. Veerman, J.L., Healy, G.N., Cobiac, L.J., Vos, T., Winkler, E.A.H.,Owen, N.,Dunstan, D.W. "Television Viewing Time and Reduced Life Expectancy: A Life Table Analysis." Br J Sports Med (2012): 46:927–930.

17. Katzmarzyk, P.T., Church, T.S., Craig, C.L., Bouchard, C. "Sitting Timeand Mortality from All Causes, Cardiovascular Disease and Cancer." Med Sci Sports Ex (2009): 41:998–1005.

18. Matthews, C.E., Bowles, H.R., Blair, A., Park, Y., Troiano, R.P.,Hollenbeck, A., Schatzkin, A. "Amount of Time Spent in Sedentary Behaviors and Cause-Specific Mortality in U.S. Adults." Am J ClinNutr (2012): 96:437–445.

19. Dunstan, D.W., Kingwell, B.A., Larsen, R., Healy, G.N., Cerin, E., Hamilton,M.T., Shaw, J.E., Bertovic, D.A., Zimmet, P.Z., Salmon, J., Owen, N. "Breaking Up Prolonged Sitting Reduces Postprandial Glucose and Insulin Responses."Diabetes Care (2012): 35 (5):976–983.doi:10.2337/dc11–1931.

20. Lynch, B.M. "Sedentary Behavior and Cancer: A Systematic Review of theLiterature and Proposed Biological Mechanisms." Cancer Epid Biomarkers Prev(2007): 19:2691–2709.

21. Schmid, D., Leitzman, M.F. "Sedentary Behavior Increases the Risk of Certain Cancers." JNCI (2014): 106(7):dju206.

22. Kulinski, J. "Sedentary Behavior Is Associated with Coronary Artery Calcification." Abstract from the Dallas Heart Study, 64th Annual Meeting of the American College of

Cardiology, San Diego, CA.

23. Saurabh, S.T., Bielko, S.L., Mather, K.J., Johnston, J.D., Wallace, J.P. "Effect of Prolonged Sitting and Breaks in Sitting Time on Endothelial Function." Medicine & Science in Sports and Exercise (2015): 47:843-849.

24. Rohme Young, D., Reynolds, K., Sidell, M., Brar, S., Ghai, N.R.,Sternfeld, B.,Jacosen, S.J., Slezac, J.M., Caan, B., Quinn, V.P. "Effects of Physical Activity and Sedentary Time on the Risk of Heart Failure." Circulation: Heart Failure (2014):7:21-27.

25. Saunders, T.J., Larouche, R., Colley, R.C., Tremblay, M.S. "Acute Sedentary Behaviour and Markers of Cardiometabolic Risk: A Systematic Review of Intervention Studies." Journal of Nutrition and Metabolism (2012): (4): 712435,12 pp.

26. Ekelund, U., et al. "Physical Activity and All-cause Mortality Across Levels of Overall and Abdominal Adiposity in European Men and Women: the European Perspective Investigation into Cancer and Nutrition Study (EPIC)" American Journal of Clinical Nutrition (2015): 101(3): 613-621.

27. Bey, L., Hamilton, M.T. "Suppression of Skeletal Muscle Lipoprotein Lipase Activity During Physical Inactivity: A Molecular Reason to Maintain Daily Low Intensity Activity." J. Physiol (2003): 551:673–682.

28. Neuhaus, M., Healy, G.N., Dunstan, D.W., Owen, N., Eakin, E.G. "Workplace Sitting and Height-Adjustable Workstations: A Randomized Controlled Trial."Am J Prev Med (2014): 46:30–40. doi: 10.1016/j.amepre.2013.09.009.

29. Bergouignan, A., Rudwill, F., Simon, C., Blanc, S.. "Physical Inactivity as the Culprit of Metabolic Inflexibility: Evidence from Bed-Rest Studies." J Appl Physiol (2011): 111:1201–1210.

30. Sloan, R.A., Sawada, S., Susumu, S., Girdano, D., Liu, Tong, Liu, Yi, Biddle, S.J.H., Blair, S.N. "Associations of Sedentary Behavior and Physical Activity with Psychological Distress: A Cross-Sectional Study from Singapore." BMC Public Health (2013): 13(1):885.

31. Andrews, L.W. Psychology Today (March, 2014): Three year survey of 25,000 workers concluded mental health damaged. Lead author Tetsuya Nakazawa, of Chiba University in Japan.

32. Nakazawa, T. "Too Much Computer Work Causes Insomnia and Depression." Amer J Industr Med (2003).

33. Aaltonen, S., Latvala, A., Rose, R.J., Pulkkinen, L. ,Kujala, U.M., Kaprio, J.,Silvetoinen, K. "Motor Development and Physical Activity: A Longitudinal Discordant Twin-Pair Study." Med Sci Sports Ex (2015): 47:(10):2111-2118.

34. Li, K., Guo, X., Jin, Z., Ouyang, X., Zeng, Y., Feng J., Wang, Y., Ma, L. "Effect of Simulated Microgravity on Human Brain Gray Matter and White Matter— Evidence from MRI." PLOS ONE (Aug., 2015): 13:10(8):e013583.

35. Burzynska, A. "Sedentary Behavior May Counteract Brain Benefits of Exercise in Older Adults." PLOS ONE. (Sept., 2014).

36. De Boer, M.D. "Viewing as Little as 1 Hour of Television Daily Is Associated withHig herWeightStatusinKindergartners:TheEarlyChildhoodLongitudinal Study." American Academy of Pediatrics Mtg, San Diego, CA, April 26th, 2015.

37. Strauss,Valerie."Why-so-many-kids-cant-sit-still-in-school-today."Washington Post (July 8th, 2014): https://www.washingtonpost.com/news/ answer-sheet/ wp/2014/07/08/why-so-many-kids-cant-sit-still-in-schooltoday/

38. Dentro, K.N., Beals, K., Crouter, S.E., et al. Results from the United States' 2014 Report Card on Physical Activity for Children and Youth, Journal of Physical Activity and Health (2014): 11 (Supplement 1), S105–S112.

39. Harvard School of Public Health, 2013, report on children and weight: http://www. rwjf.org/en/library/research/2013/02/a-poll-about-children-and-weight.html.

40. Mehta, R.K., Shortz, A.E., Benden, M.E. "StandingUp for Learning: A Pilot Investigation on Neurocognitive Benefits of Stand-Biased School Desks." International J Env Res & Pub Health (2015): 13:(0059)DOI: 10.3390/ ijerph13010059.

41. Chari, R., Warsh, J., Ketterer, T., Hossain, J., Shariff, I. "Association Between Health Literacy and Child and Adolescent Obesity." Patient Educ Couns (2014) 94(1):61-644.

42. Chaddock-Heyman, L., Hillman, C.H., Cohen, N.J., Kramer III, A.F. "The Importance of Physical Activity and Aerobic Fitness for Cognitive Control and Memory in Children." Monographs of the Society for Research in Child Development (2014): 79: 255.

43. Myers, G.D., Faigenbaum, A.D., Edwards, N.M., Clark, J.F., Best, T.M., Sallis, R.E. "Sixty Minutes of What? A Developing Brain Perspective for Activating Children with an Integrative Exercise Approach." Br J Sports Med. (Mar, 2015):49(5):282-9.

44. Peper, E., Lin, I-Mei. "Increase or Decrease Depression: How Body Postures Influence Your Energy Level." Biofeedback (2012): 40:(3) 125-130.546.

45. Carr, L.J., Leonhard, C., Tucker, S., Fethke, N., Benzo, R., Gerr, F. "Total Worker Health Intervention Increases Activity of Sedentary Workers." American Journal of Preventive Medicine (2015): DOI: 10.1016/j.amepre.2015.06.022.

46. Rosenkrantz, S.K., Mailey, E.L. "Sitting Time Associated with Increased Risk of Chronic

Disease." Int J. Behav Nutr & Phys Act (2013). Also, "Experts Offer Little Tips to Make Big Changes in Work Health." MedicalxPress.com (June 24, 2015).

47. Seguin, R., Buchner, D.M., Liu, J., Allison, M., Manini, T., Wang, C-Y, Manson, J.E., Messina, C.R., Patel, M.J., Moreland, L., Stefanik, M.L., LaCroix, A.Z. "Sedentary Behavior and Mortality in Older Women, The Women's Health Initiative." Amer.J. Prev Med. (Feb, 2014): 46: 122-135.

48. http://www.theonion.com/articles/health-experts-recommendstanding-up-at-deskleavi,379

49. Leupker, R., quoted in an interview with Medpage Today (2014): "Anything that gets people up and moving around is probably a good thing. . . People don't move enough in work time or leisure time . . . Our entire culture has become more sedentary. Physical activity has been engineered out of people's lives."

50. Barzilai, N., Huffman, D.M., Muzumdar, R.H., Bartke, A. "The Critical Role of Metabolic Pathways in Aging." Diabetes (2012): 61(6):1315–1322. doi: 10.2337/db111300.

51. Hupin, D., Roche, F., Gremeaux, V., Chatard, J.C., Oriol, M., Gaspoz, J.M. Barthelemy, J.C., Edouard, P. "Even a Low-Dose of Moderate-to-Vigorous Physical Activity Reduces Mortality by 22% in Adults Aged ≥60 Years: A Systematic Review and Meta-Analysis." Br J Sports Med (2015): 49:1262-1267.

52. Sardinha, L.B., Santos, D.A., Silva, A.M., Baptista, F., Owen, N. "Breaking-up Sedentary Time Is Associated with Physical Function in Older Adults." J Gerontol A Biol Sci Med Sci (2014.): doi: 10.1093/Gerona/glu1933.

53. Blackburn, E., Epel, E.S., Lin, J. "Human Telomere Biology: A Contributory and Interactive Factor in Aging, Disease Risks, and Protection." Science (2015): 35996265): 1193-1198.

54. Collins, M., Renault, V., Grobler, L.A., et al. "Athletes with Exercise-Associated Fatigue Have Abnormally Short Muscle DNA Telomeres." Med Sci Sports Ex (2003): 35(9):1524–8.

55. Cherkas, L.F., Hunkin, J.L., Kato, B.S., Richards, J.B., Gardner, J.P., Surdulescu,G.L., Kimura, M., Lu, X., Spector, T.D., Aviv, A. "The Association between Physical Activity in Leisure Time and Leukocyte Telomere Length." Arch Intern Med (2008): 168(2):154–8.

56. Ludlow, A.T., Zimmerman, J.B., Witkowski, S., Hearn, J.W., Hatfield, B., Roth,S.M. "Relationship between Physical Activity Level, Telomere Length, and Telomerase Activity." Med Sci Sports Ex (2008): 40(10): 1764–1771. doi:10.1249/MSS.0b013e31817c92aa.

57. Benden, M.E., Blake, J.J., Wendel, M.L., Huber Jr., J.C. "The Impact of Stand-Biased Desks in Classrooms on Calorie Expenditure in Children." American Journal Public Health (2011): 101 (8).

58. Saurabh ST, Bielko SL, Mather KJ, Johnston JD, Wallace JP. 2015. "Effect of Prolonged Sitting and Breaks in Sitting Time on Endothelial Function." Medicine & Science in Sports and Exercise 47:843-849

59. Nielsen, R.O., Schierling, P., Tesch, P., Stat, P., Langsberg, H. "Collagen Content in the Vastus Lateralis and Soleus Muscle Following a 90-Day Bed-Rest Period With or Without Resistance Exercises." Muscles Ligaments Tendons J (2016): 5(4):305–309. Doi: 10.11138/mlti/2015.5.4.305.

60. Barone Gibbs, B., Gabriel, K.P., Reis, J.P., Jakicic, J.M., Carbethon, M.R., Sternfeld, B. "Cross-Sectional and Longitudinal Associations Between Objectively Measured Sedentary Time and Metabolic Disease: The Coronary Artery Risk Development in Young Adults (CARDIA) Study." Diabetes Care(2015): doi: 10.2337/dc15-0226 July 8, 2015.

61. Falconer, C.L., Andrews, A.C., Cooper, R.C., Ashley, R. "The Potential of Displacing Sedentary Time in Adults with Type 2 Diabetes." Med in Sports &Exercise (March, 2015): doi: 10. 1249/MSS.000000000000651.

62. Henson, J., Yates, T., Biddle, S.J.H., Edwardson, C.L., Khunti, K. "Associations of Objectively Measuring Sedentary Behaviour and Physical Activity with Markers of Cardiometabolic Health." Diabetologia (2013):·DOI:1007/s00125-013-2845-9.

63. Eddie, Phillips, quoted in "Interrupting Sitting Time May Improve Health in Type 2 Diabetes." March 26, 2015, www.Foxnews.com.

64. Luder, R. "Chairs Ergonomics," National Ergonomics Conference & Ergo Expo, Las Vegas (2015).

65. Congleton, J.J. "Maximizing Your Ergonomic and Safety Program with Lean Concepts," National Ergonomics Conference & Ergo Expo Las Vegas (2016).

66. Anshell, J. Smart Medicine for Your Eyes: A Guide to Natural, Effective, and   Safe Relief of Common Eye Disorders. New York: Square One, 2015.

67. Gokhale, E. 8 Steps to a Pain-Free Back. Pendo Press, 2008. 〈척추가 살아야 내 몸이 산다〉(8 Steps to a Pain-Free Back, 에스더 고케일(Esther Gokhale) 저/ 최 봉춘 역, 2011년 07월, 이상 출판사)

68. Huang, Li, Galinsky, A. "Mind–Body Dissonance: Conflict Between the Senses Expands the Mind's Horizons." Social Psych & Personality Science, (2011) 2(4): 351-359.

69. Cuddy, A, "Your Body Language Shapes Who You Are." TED Talks (2012): http://www. ted.com/talks/amy_cuddy_your_body_language_shapes_who_you_are

움직임에
중력을 더하라

초판 1쇄 인쇄 2021년(단기 4354년) 1월 20일
초판 1쇄 발행 2021년(단기 4354년) 1월 27일

지은이 | 조안 베르니코스
옮긴이 | 윤혜영
펴낸이 | 심남숙
펴낸곳 | ㈜ 한문화멀티미디어
등록 | 1990. 11. 28 제21-209호
주소 | 서울시 광진구 능동로 43길 3-5 동인빌딩 3층 (04915)
전화 | 영업부 2016-3500 · 편집부 2016-3507
홈페이지 | http://www.hanmunhwa.com

편집 | 이미향 강정화 최연실
기획·홍보 | 진정근
디자인 제작 | 이정희
경영 | 강윤정 조동희
영업 | 윤정호
회계 | 김옥희

만든 사람들
책임 편집 | 김경실   디자인 | room 501   본문 그림 | 신은정
인쇄 | 천일문화사

ISBN 978-89-5699-408-6 03510

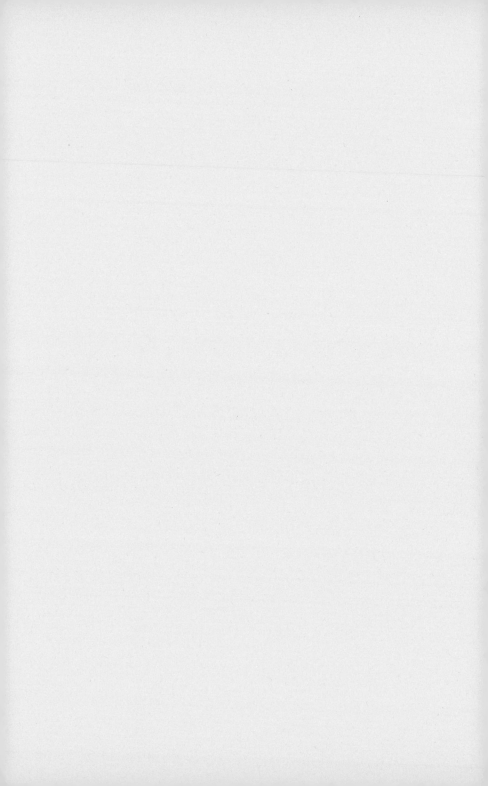